放弃减肥

陆乐天·著

我瘦了 60斤

电子工业出版社.
Publishing House of Electronics Industry
北京·BEIJING

图书在版编目（CIP）数据

放弃减肥，我瘦了 60 斤 / 陆乐天著 . —北京：电子工业出版社，2021.10

ISBN 978-7-121-37291-9

Ⅰ . ①放… Ⅱ . ①陆… Ⅲ . ①减肥—普及读物 Ⅳ . ① R161-49

中国版本图书馆 CIP 数据核字（2021）第 183006 号

责任编辑：于 兰
印 刷：北京虎彩文化传播有限公司
装 订：北京虎彩文化传播有限公司
出版发行：电子工业出版社
　　　　　北京市海淀区万寿路 173 信箱 邮编：100036
开 本：880×1230 1/32 印张：9 字数：232 千字
版 次：2021 年 10 月第 1 版
印 次：2024 年 9 月第 11 次印刷
定 价：59.80 元

凡所购买电子工业出版社图书有缺损问题，请向购买书店调换。若书店售缺，请与本社发行部联系，联系及邮购电话：(010) 88254888，88258888。

质量投诉请发邮件至 zlts@phei.com.cn，盗版侵权举报请发邮件至 dbqq@phei.com.cn。

本书咨询联系方式：QQ1069038421，yul@phei.com.cn。

你知道如何减肥，但你不知道如何变成"瘦子"

也许是因为这本书的名字，也许是因为封面的设计，也许是因为网络上的正面评价，总之，你买下了这本书。

我也买过好几本减肥书，只是没有把任何一本完整地看完，它们的归宿就是被放在书架上的某个角落，以此证明我曾下过决心想要减肥。

首先我必须坦诚地告诉你：这本书不会有任何瘦身食谱，也不会有新奇的瘦身饮食法则或特别的运动方式，更没有2周瘦10斤的瘦身计划。

我刻意回避这些内容，因为我觉得你不需要它们，我相信你也已经看过太多太多类似的内容了，可结果呢？你依然有大量的减肥困扰，也依然有数不清的减下去又反弹的经历。

你瘦不下来，原因是没有找到某个减肥食谱、某种瘦身饮食方式或运动项目吗？当然不是！

百度搜索"减肥方法"，会得到3000多万个结果。其实也不光百度，每个想要减肥的人，都能说出好几种减肥方法。你当然知道如何减肥，所以我不认为你需要再花时间阅读一本讲述"减肥方法"的书了。

事实上，每个人都不缺减肥方法，人们真正缺的是对减肥正确的认知，缺的是让减肥方法能够真正持续下去的"心"法，缺的是让"胖子"变成"瘦子"的"方法"。你需要的是有人告诉你：如何成为一个"瘦子"，这也是我瘦身 60 斤后，想分享的心得。

在你即将看到的内容里，也许有很多你一时间无法认同的观点，但我希望你能够给我一个机会，也给自己一个机会。我并非标新立异，而是人们对减肥的误解真的很深。

如果你也和我一样，不想在吃喝上委屈自己，不喜欢运动（特别是有氧运动），不想再一次承受减肥失败的摧残，几乎很难坚持任何事情，那么这本书一定会让你有所收获。

这注定是一本"非主流"的关于减肥的书，但我希望有一天它会成为主流。

在正式开始前，我想先聊点跟减肥无关的内容，比如"捷克斯洛伐克"。

»"捷克斯洛伐克"

你知道"捷克斯洛伐克"的英文单词怎么拼写吗？

我在《潜意识》一书中看到过一个关于偏见的故事。故事大意是说，当一个新的信息（观点）来到我们思维的大门口敲门时，如果它有助于我们构造自己想要看到的世界，我们就会让它回答一个简单的问题，随即"放行"使其进入大脑；如果我们不喜欢这个信息（观点），则会要求它回答一个复杂的问题——比如拼写"捷克斯洛伐克"的英文单词 Czechoslovakia。

举个例子，如果你认为减肥就是坚持少吃、多运动，那么当你看到围绕"能量缺口"讲解减肥方法或饮食指导的文章时，你就会很轻易地给出你的认同，甚至可能主动为它打开思维的大门。

而当你看到我表达减肥应该允许自己吃、不要计算卡路里之类的观点时，你可能会抱着怀疑的态度让我拼写"捷克斯洛伐克"，甚至把这些观点（信息）拒之门外。

人做判断的时候会有两种模式：

1."科学家模式"，即先找到证据再下结论；

2."律师模式"，即先有（预设）结论再去找证据。

很显然，我们大部分人看待事物的方式都是"律师模式"。

我们更喜欢看到可以印证自己本身观念的东西，而不爱看那些不符合我们固有认知的东西。

这种现象叫作"确认偏误"，也就是人们会倾向于寻找能支持自己观点的证据，对支持自己观点的信息会更加关注，或者把已有的信息往能支持自己观点的方向解释。

简单说就是，我们一旦相信一套理念，就会对此越来越深信不疑，并试图用这套理念判断和解释其他事物。

几年前，我刚瘦下来那会儿，我妈说她有个很胖的朋友最近又胖了，出于健康考虑，她想叫她的朋友赶紧减肥。于是我妈劝她："你看我儿子，那么懒的人，都能从两百斤瘦下来！"

我呵呵一笑，我妈接着说："我说她就是毅力不够，对自己不够狠！不能管住嘴！不能坚持！"

我说："并不是这样的，减肥不需要毅力，你儿子我就没毅力，又很懒，这不照样瘦下来了？"

我妈说："减肥就是要有毅力！没有毅力怎么坚持？！"

我说："可是我真的没有坚持啊。"

我妈说："不对！减肥就是要有毅力！坚持到底就能胜利！"

我说："真不是你想的那样，过度的坚持反而不利于减肥，不然所有人都能瘦下来了。"

我妈坚持争辩说："减肥就是要有毅力！减肥失败就说明毅力不够！"

当我意识到这段对话毫无意义之后，我转移了话题。

知乎上有个问题是，"你认为人类最大的缺点是什么？"我的回答是："我们通过不断的学习和经历，随着年龄增长，逐步形成了较为完整的三观体系。思维的深度在此过程中不断得到提升，但是思维的广度却很难进一步拓展，具体表现为，越来越难客观地看待、评价、理解、思考与自身固有三观不符的事情。"

» 农场主假说

长辈往往比我们有着更丰富的人生经验，但这些经验也许会阻碍他们客观地看待新的观点及事物。

在摸索、学习、探究这个世界时，我们会经常展开思考，通过接触足够多的现象，收集足够多的证据，试着得出推论，然后进一步求证。而在度过"学习期"后，由于积累了足够多的经验，掌握了足够多的规律，我们更喜欢通过经验来判断和理解新的事物。

人类经过千百年的进化，大脑形成并保留了通过经验代替思考的运作机制，那它必然是合理的。大多数时候，用经验代替思考没有什么问题。因为我们没有那么多精力对每件事情展开深入思考，而且日常生活中的确没有那么多事情值得我们展开思考。

经验可以防止我们犯同样的错误，人们对一件事情的直觉判断，往往也来源于过往的经验。但我们必须认识到，经验更适合应对日常的琐事。

当面对新的事物或观点时，继续使用经验代替思考，便很难突破固有的思维，得到新的结论，最终我们的视角会越来越窄。根本问题在于，过往的经验未必靠谱，我们不可能对每件事情的看法都是客观正确的，而且也不是每件事情都有一个绝对意义的对和错。

《三体》里讲过一个"农场主假说"。

一个农场里有一群火鸡，农场主每天中午11点来给它们喂食。

火鸡中的一名"科学家"观察到这个规律，发现近一年都没有例外，于是这只火鸡"科学家"认为自己发现了"火鸡宇宙"中的伟大定律——每天上午11点，就会有食物降临。

火鸡"科学家"在感恩节的清晨向其他火鸡公布了这个定律，但这天上午11点并没有食物降临——农场主进来把它们都捉去杀了。

当我们自认为积累了足够多的经验，掌握了事物运行的规律后，就不再展开深入的思考——进入思维的舒适区。久而久之，经验（固有认知）在思维中扎根，替代了思考的过程，逐步掌管越来越多的"判断权"。

而一旦展开深入思考，意味着我们要走出舒适区（不遵从经验的判断），最终很可能会得到不同的结论，过往的认知也可能会因此受到冲击，甚至被推翻。这样的过程会让我们感到不舒服，毕竟，谁都不愿意轻易地认错，谁也不想天天被刷新三观。

接触、思考、理解一个新事物的过程必然不会那么轻松，所以，我们更愿意待在自己思维的舒适区里。

经验不足也许是我们年轻人相对于长辈的短板，但如上文所说，这未必是一件坏事。经验不足的时候，我们才会抱着学习的心态，从舒适区走出来，多尝试和思考新的事物。

年轻人的另一个优势在于信息的获取能力。比如，长辈刚学会用百度没多少年，年轻人已经知道知乎和果壳；长辈刚装好新闻 App，年轻人已经在微博上第一时间看到了某个大新闻。

人的年纪越长，获取信息的渠道越少，获取信息的能力也会不断下降，所以对新的事物会更加依赖经验的判断，也就很难对新事物展开深入的思考，从而得到与固有认知不同的结论。

我们学习过程中积累的经验，本身是为了提高认知水平，让我们站在更高的层次上观察和理解这个世界，而不是让我们顺着同样的思路，在舒适区中一次次印证固有的观念。

跳出思维的舒适区进行思考，并不意味着要全盘推翻固有认知，而是对新的观点尽可能减少偏见。

这当然不会是件轻松的事情，但如果只在同样的认知体系下看待事物，我们就和已经置入程序的机器人没有什么区别了。人工智能越强大，程式化的思维和技能越廉价。只有主动学习和思考，不断自我修正和进步，才能发现和创造更多有价值的东西。

»"我当初就是这么带孩子的"

生活中大多数观点的碰撞，都源于两方观点不同，或者说一方的看法有违另一方固有的认知。当一个与自身观点不符的信息出现时，讨论的过程往往是按如下顺序进行的：

1. 表达清楚自己的看法；

2. 重复第一步，确保对方听懂了自己的看法；

3. 把对方的观点代入自己的逻辑，反证对方的观点有误。

这种讨论模式最终的结果无疑是"双输"的，但凡有一方是为了"赢"，另一方就被迫代入一场辩论之中，双方都没有机会展开进一步的思考，自然也就很难得到事实或共识。比起输赢，在思考或讨论过程中让自己走出舒适区，最终得以更客观、更全面地认知一件事，才是更有价值的事情。

生活中，最常发生观点碰撞的主题也许就是育儿问题了——跟减肥一样，这是一个人人讲起来都能讲得头头是道的话题。

比如很多长辈认为，新生儿超过一定月龄就必须断母乳，几个月之后的母乳就没有营养了。而现在的新晋父母们获取信息的能力更强，渠道也更多，他们可以通过专业的文章了解到母乳并不会没有营养，配方奶也未必比母乳更好。

世界卫生组织和中国卫健委的建议是纯母乳喂养直到 6 个月，添加辅食后继续母乳喂养至 2 岁甚至更久。母乳到底有没有营养，以及应该何时断奶等问题，其实是很容易查证的一件事。

我有个朋友，坚持母乳喂养，但长辈觉得孩子身高增长比较慢就是因为母乳"没有营养"，沟通无果，她为了"自证清白"，只好把母乳送去实验室检验"营养程度"，但结果依然没有改变长辈对母乳的成见。你看，有时候即使拼出一个"捷克斯洛伐克"，也很难动摇固有认知。

当你试图与长辈解释时，他们并不会因为专业文献和数据、理论而改变自己的看法。很多育儿问题的讨论都会以"我当初就是这么带孩子的"来结束。长辈看待事物的方式，更依赖自己固有的认知和经验。

问题在于，"我当初就是这么带孩子的"这样的论据，只能证明在过去特定时间里特定养育方式没有出现问题，但无法说明这样的养育方式更好、更科学，更无法确保这样的养育方式是绝对安全的。就像前面讲的"农场主假说"，我们的经验也许仅仅是一种巧合和运气，而并非客观事实。

如果是新手爸妈讨论母乳喂养的问题，当一方提出不同的看法时，另一方更多时候会选择自行查证，而不是马上展开驳斥。当然，在其他方面的讨论中，也不是总会像讨论育儿问题一样理性。在很多事情上，我们依然会进行一场"双输"的无意义争辩。

区别在于，在育儿问题上，新手父母并不认为自己有足够多的经验，同时他们又想尽可能地把每件事情都做到完美，所以更容易脱离思维的舒适区，进行辩证的思考。

如果把减肥次数（经验）和儿女数量类比一下，很多朋友在减肥上已经是"子孙满堂"的祖宗辈了。我们自认为已经有了足够的经验和理论储备，哪怕它们过去并没有真正让减肥成功过。我们也会把自己当作一个轻车熟路的"二胎父母"，这意味着在减肥问题上，需要拼写"捷克斯洛伐克"的信息就越来越多了。

也许，最终我们都会说出那句——"我当初就是这么带孩子的"，但如果过往的经验至今没能让你瘦下来，不妨找回"新手爸妈"的状态，重新思考一下减肥相关的事情。

» 别让任何人代替你思考

曾经收到过一个留言，我觉得讲得很好。

乐天，我觉得减不下来就是因为懒和胆小吧。"懒"就是总在寻找最简单、最快速的方法，却不想耐心地一点一点改变，认真去思考怎样成为一个瘦子；"胆小"就是害怕面对真实的自己，不敢承认自己的现状，一味逃避和埋怨。

我想到有个知乎网友通过付费提问找到我，说自己非常胖，他想付费让我指导他减肥，求我"救救他"。

我把自己过去的文章目录发给他，拒绝了一对一的付费"指导"。不是我冷血，也不是我跟钱过不去，而是我认为，我写的文章已经覆盖了减肥中大部分的问题，也写了详细的方法。俗话说"天助自助者"，若真的想改变，完全可以去阅读我公开的免费文章。

随后他问我是否有 QQ、微信群，想跟大家一起交流，我也拒绝了。因为他期待的"交流"，是有人能给他一个简单明了的指示，而我认为这样的内容对当下的他来说并不会有太多帮助。

这位朋友在减肥上最大的阻碍，是懒——不是懒得动（他之前运动过量导致拉伤），而是懒得思考，他总是希望用现成的方法或他人总结的经验，代替自己思考的过程。

我收到过很多留言和评论，有的朋友在看过我的文章后觉得

"醍醐灌顶"，也有的朋友则认为"啰唆至极"。在如今的快餐时代，人们习惯了简单粗暴的总结。各种广为人知的减肥方法，要么是指导内容非常简单，要么是让你觉得见效特别快。

比如：少吃多运动——不需要任何说明，坚持到底即可；低碳饮食——只需要掌握特定饮食法则即可；21 天减肥法——相对较为复杂，但 21 天就能瘦。

这些方法之所以流行，很重要的原因是——人们太懒了，懒得思考，懒得走出舒适区，而代价就是，要付出额外的毅力和精力不断试错。

我更希望我的文字可以引导你去思考，从而得出符合你自身情况的对你有实际指导意义的东西。人人皆知"管住嘴迈开腿"，可如果这几个字真有用，你又何必买一本减肥书呢？

这本书里会讲到详细的瘦身方法，但我把这部分内容安排到了最后，我当然没办法阻止你现在就翻到后面的章节开始执行，但我真心希望你按顺序阅读。**对你而言，重新认识减肥，比重新开始减肥更加重要，也更加迫切。**

在接下来的章节里，你一定会看到一时间无法接受的内容。先别急着皱眉头，试想一下自己的判断依据是源于经验和固有认知，还是源于客观事实或证据。试着跳出由经验和固有认知掌控的舒适区，思考一下再得出结论。

以上就是在你正式阅读这本书之前，我想说的一些话。现在，我已经准备好向你拼出"捷克斯洛伐克"了，准备接招吧。

目录
Contents

第 14 章　*都会好的* / 246

| 第 1 章 |

你被骗了

❦

　　本章的标题叫"你被骗了"，
希望你记住这个标题，让它时刻提
醒你：要跳出固定思维。

❦

1.1　你为什么没瘦下来

好吧，我们必须面对的现实是，想减肥的人数以亿计，真正瘦下来的人少之又少。

如果一件事只有极少数人才能做到，它也许有着很高的门槛，或者必须经历长期的努力，也可能需要特定的天赋甚至运气，比如成为顶级球星、加入门萨俱乐部，或者彩票中奖。

你当然为减肥努力过，付出了大量的时间和汗水，但依然无法成功。那么，是因为你还不够努力？天赋不够高？或者运气不够好？通通不是！**减肥没有任何门槛，不需要天赋和运气。至于"努力"，每个人（包括至今没能瘦下来的你）的行动力和意志力，对于完成减肥这件事来说，绝对绰绰有余。**

你也许会对上面这段话有异议，因为你对减肥的固有认知让你觉得减肥的模式必须是咬牙坚持，而屡次减肥失败的经历也印证了你的确是因为无法坚持才瘦不下来的——嘿，还记得前面提过的农场主假说吗？

话说回来，这些认知并非完全源自你自己对减肥的思考，它们更多来自做减肥生意的人，或是减肥成功的人。

做减肥产品的商家总是试图让你看到各种新奇的减肥方式，比如代餐、减肥药、运动器材，等等。他们鼓吹自己的产品可以让你快速、轻松地瘦下来，于是你为此花钱了。当瘦身效果不理想的时候，他们会说，你要坚持，再多买些代餐、减肥药……总之，他们的减肥产品没有问题，是你没有遵照"方法"用，没有坚持用下去。

健身房的教练也许更加专业一些，在你初次走进健身房的时候，他会给你完成一次身体测评，通过仪器告诉你，你的体内脂肪含量是多少，理想体重是多少，然后给你制订一个减肥计划，有些教练还会承诺让你在一两个月内瘦下来。

接下来就是办卡、买课、坚持来健身房运动。热心的健身教练也会给你制订饮食方案，跟你保持联系，甚至让你把一日三餐发给他"审阅"。在高强度的"督促"之下，你觉得很累——去健身房运动很累，吃那些减脂餐很累，所以偶尔会"欺骗"一下健身教练。

最后没能达到瘦身目标，肯定不能怪罪到健身教练头上，而是你自己没有遵照"方法"，没有坚持来健身房运动。

不论是做减肥产品的商家，还是健身教练，都属于减肥的"利益相关者"，他们未必真的胖过，也未必减过肥，他们关注的是利益，他们并不在乎你是否能瘦下来。

相对而言，网络上那些减肥成功的人所分享的减肥心得会更有用一点，毕竟他们真的有过减肥的经历。于是你照着他们的食谱、运动计划去做，期望收获一样的效果，幻想着有一天也去分享这些减肥心得，也能发一张减肥前后的对比照。

如果最后没能像他们一样瘦下来，又会是谁的问题呢？是的，依然是你的问题，是你没有遵照"方法"，没能坚持到底。

我们周围关于减肥的一切声音，都在告诉你：减肥失败，是你没能坚持，是你自己的问题。**事实上，减肥从来就不是一个"只有极少数人才能做到"的事情，但最终确实是只有少部分人瘦下来了，是因为绝大多数人选择了一个注定只有少数人能够做到的方法。**

其实，我们都被"骗"了。

1.2 "瘦身成功"俱乐部

有一个段子，讲的是有几位名人常年抽烟喝酒，最后活到八九十岁，比普通人都长寿。而另外几位滴酒不沾的名人，却英年早逝。开开玩笑可以，你肯定不会认为抽烟喝酒是长寿的秘诀吧?

首先，这个段子里列举的样本数量太少了，不能证明任何事情，我相信一定也有英年早逝的烟酒不离手的名人。最重要的是，段子里提到的都是备受关注的名人，那些成千上万个因为烟酒导致健康受损的人的故事，在信息的发布、传播、接收环节会被有意无意地忽略掉，造成了一种"幸存者偏差"。

就像我们一直坚信减肥等于坚持少吃多运动一样，有没有可能，你只是在各种社交媒体上看到那些坚持死磕到底成为"人生赢家"的减肥故事，却没看到千万个屡次减肥失败，甚至误入歧途的经历?

毕竟没人乐意分享自己减肥失败的经历，这会让别人觉得自己很"失败"，而观众对这类故事也没太多兴趣。人们都想看到那些逆袭的经历，享受前后对比照片带来的感官刺激。

主流的减肥方法，都是由那些坚持少吃多运动瘦下来的人写的。张三瘦了 50 斤，方法是每天只吃瘦身餐；李四瘦了 30 斤，方法是每天坚持跑步。于是你也开始按照他们的食谱吃饭，每天坚持跑步，期待自己也可以瘦个三五十斤。可你总是没办法坚持，于是一次次减肥失败。

你也想成为"瘦身成功"俱乐部中的一员。然而，在你决定走进这家俱乐部的时候，观众和演员的角色就已经注定了——**能够"坚持到底"的人早就瘦下来了。**他们告诉你，自己是花了多少精力、付出了多少心血才得以站上这个舞台，以及瘦下来之后感觉有多么美妙。

你遵从他们的指导，试图复制那些成功的经历，争取也早日站上舞台。结果却是，一次次尝试，一次次失败，如此反复。最后只能一遍遍告诉自己是我意志力不够，一遍遍用自己的例子证明，减肥成功的确只有少数人才能做到。然后更加羡慕那些已经瘦下来的人，称其为"人生赢家"。于是，这些"规则制订者"——瘦身成功的人，继续在舞台上发光发热，台下的观众——瘦身失败的人越来越多。

如果你注定不是能够在这个规则下成功的人，该怎么办呢？没有人试图解答这个问题，更没有人关心这个问题。没有人告诉你，无法坚持下去不是你的问题。**其实，减肥无法成功，并不是**

你的意志力差，而是你强迫自己去玩一个其他人已经定好规则的，注定只有少数人能够"赢"的游戏。

在坚持少吃多运动的框架里，瘦下来的人必然是少数的，我——这本书的作者，一个瘦了 60 斤的人，也不是其中之一。我也曾经"输了"一次又一次，直到我不再玩这个游戏，不再在意那些规则。结果是，我瘦下来了。

我想告诉你的是，减肥成功并不是一个有门槛的事情。如果你认为它有门槛，就无形中加入了一个你注定只能当观众的俱乐部。

如果你的目的不是输赢，而只是瘦下来，那么你完全可以自己制订游戏规则。你不是非得成为舞台上的人，也不是非得待在这家俱乐部。事实上，真正的"瘦子"从来不会在舞台上，更不会加入什么俱乐部。俱乐部之外的世界，才是真正的生活。

1.3 少吃多运动，根本不是减肥方法

不论是已经瘦身成功的人，还是指导别人减肥的人，总是会说："减肥就是能量消耗大于摄入，有能量缺口，你就可以瘦了。"具体执行起来，无外乎那句"少吃多运动"，或者"管住嘴迈开腿"。

"能量消耗大于摄入，才能减肥。"这话没什么问题。"管住嘴迈开腿，才能瘦下来。"这话也没什么问题。问题在于，"少吃多运动""管住嘴迈开腿"，根本就不是一个减肥方法。

消耗＞摄入，会产生所谓的"能量缺口"，体重也许会因此降低，但这只是理论，是一种理想状态，并不等于你减肥的方法就是一味地降低摄入、增加消耗。

我直说了："少吃多运动""管住嘴迈开腿"之类的话，如果作为减肥方法，是毫无指导意义的。

首先，就方法本身而言，它并不具体——如何少吃、少吃多少、吃些什么，以及多做什么运动、怎么去运动之类的问题没有交代，大部分人都只是拿网上现成的"减肥攻略"，或者减肥成功的人总结的食谱或运动计划照着做。

我们总是在复制那些减肥成功的人分享的饮食和运动计划，减肥的决心和自信，又让我们常常设定超出自己行动力的"少吃"和"多运动"。

为了减肥，今天要去运动、必须少吃多少卡。然而，你今天想去运动吗？你可以承受少吃的量吗？

我们只关注吃什么东西容易瘦、做什么运动效果好，却从未关注自己的感受，只想着坚持到底，尽快熬过这个阶段，让体重降低，却不曾问过自己：

我是否真的想做（不排斥）这些？

我能否做到"方法"中要求的吃喝状态？

我能否长期持续这些饮食和运动计划？

最重要的是，**关于如何持续地"少吃多运动"，这五个字并没有给出答案，所有人给出的解决方案就只是"坚持"。**于是，有人成功了，有人失败了，成功的人被众人歌颂毅力顽强，失败的人暗自认为毅力低人一等——反正，理论是正确的，做不到就只能是自己的原因。

事实上，理论能否作用于实际，实际能否影响你的生活和行为，是另一个层面的事情。就像"吸烟有害健康"这六个字，即便是印在烟盒上，可能也很难让人戒烟。

一个方法的重点应该是解决实践过程中的问题，"少吃多运动"并不能算作一个减肥方法，至少不是你现在需要的方法。因为它没错，它也不会错，所以错的永远只能是你，但是你已经反思得够多了，也自责得够多了，所以从现在开始，请记住，你没有做错任何事！你只是把一个正确但对你毫无帮助的理念，当成了减肥的方法。

"管住嘴迈开腿"听起来很溜，"少吃多运动"说起来很顺，但如果这些话没能让你瘦下来，就忘掉它们吧。你既然都买了这本书，肯定不是来看我歌颂"少吃多运动"的吧？

1.4 "瘦子"根本不自律

为了让你能够尽可能久地坚持下去，减肥内容的输出者也是绞尽脑汁想出各种概念，比如"控制不住嘴，怎么控制人生""要么瘦，要么死""胖子没有前途"，等等，最著名的就是那句——

"自律给我自由"。

这些话口口相传，久而久之，所有人（包括那些不用减肥的人），都会认为减肥就是要自律，就是要管住嘴迈开腿，要控制饮食、坚持运动。如果没能坚持下来，就会被定义成"不自律""不懂得管理身材"的人。

你经常会看到朋友圈里的"瘦子"朋友每天健身、跑步的打卡照片，或者跟"瘦子"朋友吃饭，他们吃个八九分饱就停下来了，而你却还觉得没吃饱。相比之下，你总是无法坚持运动，总是管不住嘴，于是你觉得他们之所以是"瘦子"，是因为他们更"自律"，他们的意志力更强。

其实，真正的"瘦子"根本不自律，也不需要自律。他们定期运动，只是因为养成了运动习惯；他们吃得差不多就放下筷子，只是因为他们吃饱了——这些行为跟自律并没有太多关系。

当然，你跟"瘦子"还是有区别的。

不得不承认，"瘦子"的身体机能和运动水平显然会优于需要减肥的人，这意味着做相同的运动，"瘦子"往往会更加轻松。此外，在饮食方面，由于体重差异，你所需的食物（也就是我们感到饱足所需要的食物分量）也必然要比"瘦子"多——不是你吃得太多了，也不是你没管住嘴，而是你的身体本来就需要那么多。

这些区别造成的结果是，如果你要求自己像"瘦子"一样运动，或是跟"瘦子"吃的分量一样多，必然要克服更多阻力，自然也就需要自律，需要动用到意志力。

你用了大量意志力才得以坚持"少吃多运动"，但这并不意味着常年保持这样生活方式的"瘦子"更加"自律"。仅仅是因为，他们做同样的事情所需的阻力很小，小到根本不需要去刻意坚持什么。

"瘦子"的"自律"，跟大众理解的"自律"不是一回事。（后面的章节会讲，依靠自律，也很难让你真的瘦下来。）在我看来，只有两种人会把"自律给我自由"挂在嘴边：第一种是你的自律可以为他带来好处的人，也就是利益相关群体；第二种是真的依靠自律维持体重的人。

前者不必多谈；而后者的依靠自律维持体重，是减肥唯一的途径吗？当然不是。

当你克服万难，经历过无数次失败，终于坚持到底，到达目标体重时，自以为可以恢复正常生活了，但一旦你试图正常饮食，停止疯狂的运动计划，体重秤上的数字告诉你，你不能停下来，不然体重会反弹。于是，为了维持辛苦减下来的瘦身效果，你不得不保持减肥时的饮食和运动状态，加入高喊"自律给我自由"的队列。

"自律"给你自由了吗？我不这么认为。我对自由的理解是，做你想做的，不做你不想做的。吃你想吃的，不吃你不想吃的，这是自由；吃你"应该"吃的，不吃你"不能"吃的，这是要求。"自律"告诉你该不该、能不能，而自由的重点是你"想不想"，是你尊重自己的意愿，不因为其他人事物委屈自己。

真正的"瘦子"都在默默地过日子。而鼓吹"自律给我自由"的人却有意无意地把你带入减肥的死胡同，让你亲手剥夺自己的自由，甚至改变你对自由的认识，让你不得不"自律"。

自爱，才能给你自由。

1.5　瘦身成功，不值一提

我知道，现在的你对"瘦身成功"这件事充满了期待，也许时常幻想着自己瘦下来之后的生活。

我完全理解人们迫切想瘦的心思。我自己从小也是个"胖子"，"胖子"所遇到的困扰和尴尬，我都切身经历过，所以我也曾拼命想瘦下来，但无一成功。直到体重一路长到近 200 斤，我终于放弃了减肥，放弃了管住嘴和坚持运动，然后完完全全接受自己是个"胖子"，只求身体健康就好，结果是——我"莫名其妙"地瘦下来了。

我当然也会被周围所有的人夸赞，特别是许久未见的朋友，他们都觉得我很厉害，纷纷好奇我是怎么瘦下来的。

老实讲，我不喜欢这类夸赞，也不喜欢聊这个话题，因为人们总是带着"瘦身成功非常伟大，瘦身成功的人一定毅力很强"的预判，如果我说自己根本没坚持，也没控制饮食，又要为此展开更多解释。

我并不把减肥成功当作一件特别的事情，我当然为此感到开心，但更多的是源于庆幸自己没有因为常年的肥胖及不健康的饮食方式，引起健康方面的大问题，能从肥胖之中得以"全身而退"。

瘦下来以后，我过往超标的尿酸、血压都恢复到正常水平，核心力量增强，因久坐、久站引起的腰部疼痛也得到了大幅缓解，没有什么比这更值得开心的事了。外貌和身材的改变的确很不错，但如果要以此交换当下健康的身体状态，我是不愿意的。

很多被减肥困扰的朋友都找我聊过，他们觉得自己现在的状态糟糕极了，甚至讨厌现在的自己。他们问我，是否可以先通过极端的方式减掉一些体重？

减肥的动机可以有千百种，但如果背离了健康，那一切都没有意义。瘦下来也许会获得很多夸赞，在社交媒体发自己减肥前后的对比照片，的确能满足虚荣心，但照片只是定格的瞬间，减肥后的人生，才是接下来要过的日子。

尽管肥胖人口逐年增长，但在这个世界上"瘦子"还是占大多数。**瘦下来，成为一个"瘦子"，以一个"瘦子"的模样生活，其实是一件平淡无奇的事情。**你向往的生活，不过就是这个星球上绝大多数人的日常。

每个人都说自己受够了肥胖，受够了周遭人的"嫌弃"，人们认为只要瘦下来，就可以让自己变得完美，就能改变当下糟糕的境遇。但很多事情是减肥成功也改变不了的，"胖"这件事给你带来的困扰和烦恼，已经在你心里留下了痕迹，不论你最终是否瘦下来，这些痕迹都会一直在；也没有任何事情是必须瘦下来之后才能做的，"胖"不是你的阻碍，更不是你的"污点"。你可以选择为了健康而减肥，当然也可以选择继续当前的生活状态，"胖"与"瘦"，只跟你自己有关。

我不是说"瘦身成功"一无是处，我是想告诉你——不要期待瘦下来就能"逆袭"，更不要把减肥成功当作"成就"，把减肥成功的人当作"偶像"。**减肥，只是让你的体重回归正常范围，让你变得更加健康，仅此而已。它不会让我们的生活"焕然一新"，也不会扭转糟糕的境遇，更不会带我们走向"人生巅峰"。**

世界那么大，人生那么长，值得开心的事情有很多，让我们感到悲伤的事情也会有很多。如果一个人说自己最大的成就是减肥成功，我觉得是很可悲的。如果一个人说自己最苦恼的事情就是减肥，我觉得是他根本没意识到自己有多幸福。

1.6 你不是非得瘦下来

分享一位读者发来的留言。

翻看记录，从巅峰时候的 62kg 到最瘦的时候 54.5kg，现在基本维持在 55～56kg，体脂率 20% 左右。

已然十分了解自己的身体，对目前的状态也很满意，于是我思考一个新问题——我算"减肥"成功了吗？什么才是真正的成功？

我所追求的成功并非体重秤上的数字，并非维度的变化乃至肌肉的线条，而是心——一颗放下"减肥"执念、忘记肥胖恐惧的心。

我知道，我从心底依旧不认为自己是一个"瘦子"，只要我无法把附加在"胖"这个事实上的价值标签通通剥除，我就永远不是一个真正的"瘦子"。

如果我一直自动地把"胖"与"丑""懒""不够努力""上进心差""遭受嘲讽""自卑"等标签关联，很难说我不会在某些情况下把这些矛头再次插向自己，直到自己鲜血淋漓。

可怕的不是胖，而是人们对胖的评价，以及个人对评价的恐惧。毕竟，胖带来的健康隐患仅仅是风险，而评价和恐惧则实实在在且挥之不去，令人窒息。

我告诉自己，"胖子"也可以有第一眼就被人喜欢的外在，胖并不会阻碍旁人的欣赏，希望这样可以稍稍剥离一些社会文化加诸肥胖之上的负面判断，仅此而已。

说实话，我也不知道这样做是否有用，虽然我的确在大街上就能看到很多很美的"胖子"。

不知道乐天哥对这个问题怎么看，有没有什么建议？

如果能战胜这个心魔，很多人可能也不会陷入"疯狂减肥——胆战心惊——崩溃复胖——疯狂减肥"的死循环了吧。说到底，人类是一个无法不在意评价的物种，毕竟生理结构就注定了人类需要群居生活。

我认为，"胖"这件事，对人最大的伤害，源于我们认为这是一件可以轻易改变的事情。所以，一旦你不去改变，哪怕有丝毫懈怠，你就会被认为能力差、不努力、不上进。

"我怎么能做一个不努力的人呢？"

于是，当别人说你胖的时候，你就会觉得是自己有问题，然后想尽办法去改变自己，即便变成一个依靠药物或极端方式维持体重的人，即便失去了正常、快乐的生活状态，也要做一个不会被别人说"胖"的人。可如果有人嫌弃你家境贫寒，你会觉得他很失礼，而不会认为是自己没有努力赚钱。

有段时间我很喜欢研究车，就关注了很多汽车评测，汽车车评圈里有个车评人做独立车评，他的车评内容很有趣。因为其中有些观点比较尖锐，加上触动了很多传统车评人的利益，难免引火上身，时不时就被人骂。

这位车评人身材略胖，至于外表，客观地说，是低于平均水平的。所以你可以想到每次"骂战"，网友留言都在攻击什么，很多文字不堪入目。

然而在我关注他的那段时间里，只见过他逐条反驳观点，没见过他理会这些东西。话说回来，只会攻击他人身材长相的人，本来就不太具备理性思考的能力。层次不同，无须理会，这是智慧。

这位车评人，如果为了不被特定的一部分人骂，把时间和精力用来减肥、改变外貌，那么也许大家就没办法看到那些优质的车评内容了；如果他认为颜值必须达到平均水平才能上镜，那么车评圈里也就缺少了这样一个独特的存在。

每个人都有自己的闪光点，也必然有不完美之处。

拿雷达图举个例子，如图 1.1 所示。

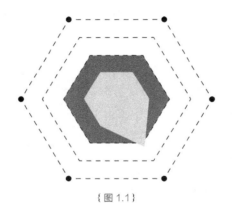

{图 1.1}

雷达图中的每个顶点代表一项能力，或者外貌、家境、健康等天生条件。

深色的部分是大众的平均水平，假设浅色的部分代表当下你的情况，由图可见，你多数条件和能力都在平均水平之下，只有某个点比平均水平略高。

如果你为了做个完美的人，做个不被别人轻易指指点点的人，努力提高其他方面，最终你会变成这样，如图 1.2 所示。

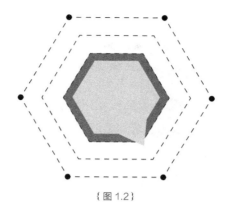

{ 图 1.2 }

你觉得自己变得完美了，但其实只是达到了平均线而已。

每个人都说自己不想平庸，结果却花了大把时间去迎合平庸的标准，硬生生把自己变成了平庸的样子。

其实还有另一个选择，如图 1.3 所示。

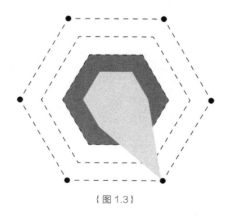

{ 图 1.3 }

如果你把精力用来发展你的某个特质，有一天也许你能为这个世界带来点什么，或者至少为自己带来足够精彩的生活。

至于你身上那些"低于平均水平"的特点，并不重要。社会和物种都需要多样性，机器和工具才追求统一性。越早意识到这一点，越有利于你变成真正的自己。

有人说，不减肥就是不努力，不管住嘴就是不自律。**其实，不是所有事情都值得努力，也不是所有事情都需要动用意志力。**你本来就是独一无二、与众不同的存在，别浪费时间让自己去符合多数人的标准。你来到这个世界的目的不是要变成跟大多数人相同的样子，你是为了体验属于你的一生，不是吗？

这虽然是一本减肥书，但我还是想说，你不是非得瘦下来。或者说，你不是非得瘦下来，才属于一个完美的状态。

第 2 章

开启你的最后一次减肥之旅

我知道，你已经迫不及待地想要开始一次新的减肥之旅了，在此之前，我们要先谈几个条件。

2.1 答应我四件事

我们就要开启一段全新的减肥旅程了，我向你保证这一次会跟以往不同，而且会轻松很多。不过首先我们需要完成一件不那么轻松的事情——走上体重秤，记下现在的体重，并填在下面。

我现在的体重是：＿＿＿＿＿＿＿＿＿＿＿＿＿＿＿＿＿

再来找一把软尺，量一下你的腰围。你可以想尽一切办法"作弊"，比如收腹、憋气，等等。总之，用软尺在不勒紧肚子的前提下，经过肚脐，测出一个腰围的最小值，填在下面。

我现在的最小腰围是：＿＿＿＿＿＿＿＿＿＿＿＿＿＿＿

接下来就轻松很多了，把下面的内容一定要写下来，这对本书后面的章节至关重要。

今天的日期是：＿＿＿＿＿＿＿＿＿＿＿＿＿＿＿＿＿

我的减重目标是：＿＿＿＿＿＿＿＿＿＿＿＿＿＿＿＿

我计划用几天瘦下来：＿＿＿＿＿＿＿＿＿＿＿＿＿＿

我每日的运动计划是：＿＿＿＿＿＿＿＿＿＿＿＿＿＿

我运动的目的是：＿＿＿＿＿＿＿＿＿＿＿＿＿＿＿＿

现在，我们就要正式开始减肥了。我会一直陪你走完这一次（也是最后一次）减肥旅程，但首先你要答应我三件事。

第一，停止一切运动计划。

我不是说你可以躺着瘦下来，我的意思是你还没有到该运动的时候，在你找到一个合适的策略之前，不如先节省一下有限的体力，你很快就会阅读到相关的章节，所以不急于这一两天，先把运动停掉吧。

第二，停止一切饮食计划，停止计算卡路里，吃任何你想吃的东西。

与上一条一样，我们会在后面的章节讲到其中的原因。如果你需要一点信心和勇气的话……好吧，我自己不管在减肥前、减肥中，还是减肥后，从来都是吃我想吃的。**其实这本来就是一个自然、正常的生活状态，这也是使用这个减肥方法的前提。**

第三，不做任何需要坚持的事情。

一路走到这儿，直到买了这本书，我知道你肯定不是第一次减肥了。过去你已经坚持过太多次了，你已经够辛苦了，所以这一次，你不用做任何需要坚持的事情，或者说你唯一需要坚持的事情，就是看完这本书。

你也许会觉得"这简直就是在让我停止减肥"，这样理解也没什么问题，如果你认为减肥必须是不那么轻松的，或者说是充满挑战的，那么就试着做到上面这三点吧。其实这做起来并没有看起来那么轻松，在过程中你需要时刻对抗脑海里那些固有的减肥观念，比如此时此刻你也许就在纠结，"下顿饭到底能不能吃我想吃的""今天真的不用运动吗"……

除此之外，你还要答应我一件事：**每天阅读这本书里的一句话。**

意思就是按顺序阅读本书中的一句话，到句号为止，就算完成了，比如上面这句话看完，就算完成了今日的阅读目标。

你可以在手机上设置一个每日定时提醒，提醒的内容可以叫"看乐天的书"，把时间设定在一个你绝对空闲的时间，比如清晨起床后、晚上睡觉前或者午休期间。完成了当日的阅读，你还需要把当日的完成情况记录下来，记录的格式可以是这样：

日 期：2021 年 2 月 16 日

阅 读：✓

第一行写下日期，第二行写下"阅读"（或者其他你看得懂的英文字母标识），完成后在后面打钩即可。

我强烈建议使用实体的笔记本，白纸黑字地记录（在本书的最后，我们也会讲到记录减肥法，所以从现在开始就用笔记本记录吧，当作提前热身）。

我知道，你心里肯定在想——就这样？

是的，就这样，每天只需要看这本书的一句话就可以了。当然，你可以阅读更多，看两句话、一段话、一整页、一整章，甚至一口气看半本书都可以，但你一旦完成了一句话的阅读，之后的都算超额完成了。

如果超额完成，可以在"阅读"两个字旁边画一个星形，如果你愿意，还可以写下超额完成的内容，甚至阅读的心得感悟，比如这样：

2021 年 2 月 16 日

阅读　☆

今天看了一个章节哦！

记住，停止你的运动和饮食计划，正常、自然地去生活。如果你想知道原因，以及接下来该怎么做，那么就继续往下阅读吧。从你完成了今天的阅读开始，你的最后一次减肥之旅就正式启程了。

接下来，我们先聊一下关于体重的问题。

2.2　重新认识你的减肥过程

如果画一张图表，展现你期望中的未来 6 个月的体重变化，我想大部分人画出来的图表是这样的，如图 2.1 所示。

曾经一个调查报告表示，有 55% 的人，希望每个月瘦 10 斤甚至 20 斤以上。很多减肥的朋友们也曾经尝试过这样的瘦身速度，但最终结果很可能是这样的，如图 2.2 所示，快速减到目标体重之后极有可能迎来反弹。

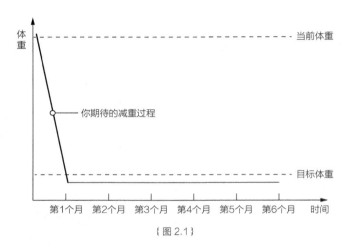

{ 图 2.1 }

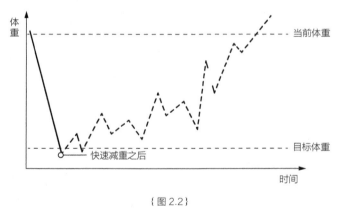

{ 图 2.2 }

事实上，健康减重的过程，放在一个较长的周期来看，应该是这样的，如图 2.3 所示。

如图可见，体重的下降会经历三个阶段。

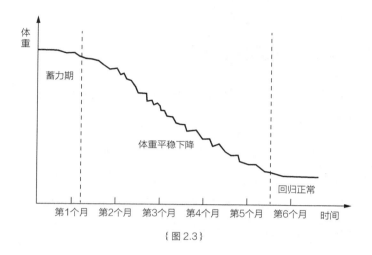

{图 2.3}

第一阶段：蓄力期。

不管你用什么方式减肥，刚开始的一段时间体重没有变化或者下降速度很慢，是完全正常的。（我自己在减肥初期，前半个月的体重也没有一丝下降的迹象。）

你可以想象一个天秤，一端是你需要减掉的体重，另一端是你减肥的进度，只有当进度到达并超过某个点的时候，天秤才开始往另一端倾斜。

特别需要注意的是，体重在初期没有变化，不是你吃得太多或者运动量不够，更不是你哪里没做好，**仅仅是减肥的进度暂时还没到能看到体重变化的时间点而已。**

如果你正从节食、暴食中恢复，那所需的时间就更久了，你甚至都还没进入蓄力期，因为你现在还没有开始减肥呢——恢复正常生活、吃喝，到开始减肥，是两个阶段，一步一步来。

第二阶段：平稳下降期。

体重下降的第二个阶段是平稳下降期，真正的平台期应该出现在这个阶段。

如图 2.4 所示，以一个月的时间为例，在大多数人的印象中，体重下降的过程大概是图中实线表现的情况，所以如果出现虚线的走势，我们就会认为是进入平台期了。而如果一个月只减三四斤或者更慢，我们就更加紧张了。

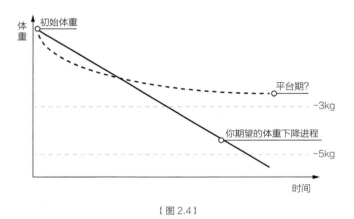

{图 2.4}

事实上，在体重存在较大下降空间的前提下，每个月健康减重的速度不过就是 2~3 公斤，算下来每天减不到 100 克。再考虑到电子秤的误差以及精度，我们真没必要期待第二天醒来就一定会瘦多少斤。(你可以由此计算一下自己距离目标体重需要几个月。)

其实，在体重的平稳下降期，整体的下降过程基本会是这样的，如图 2.5 所示，在你监测体重的过程中，一定会遇到体重增加或者连续几天没有变化的情况。

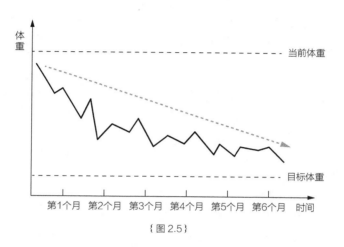

{图 2.5}

曾经有朋友发来他的体重记录曲线，大致就像上面这张图，他问我："二十几天，减了 1 公斤，可怎么感觉在反弹啊？"

减肥是一个长期的过程，所以评价体重，要看趋势。

事实上，在一个较长周期的体重记录中，截取某段数据，总会找到体重"反弹"的时候，也一定会找到体重没有变化的区间。而当我们拉长范围，短期的波动、上升、不变，最终都会变得平滑。

如果把减重的过程比作对身体健康的长线投资，那么评价操作模式和收益，至少也要积累几个月的数据样本。所以，当你为了三两天体重的波动而烦恼的时候，不妨想想这几天的体重，放在 6 个月甚至更长时间的图表上，是否有那么重要。就像炒股一样，没必要拿一两个小时的浮动盈亏评价得失，更没必要因为短期的波动乱了阵脚，影响心态和操作逻辑。由胖变瘦的过程，并不是每天都伴随着体重下降的，总会有不符合预期的体重数值出现，但只要整体趋势是对的就可以了。

更何况，就像影响股市的因素有太多，影响体重的因素也有千百种。当体重波动时，我们常常会认为是自己吃喝及运动的安排出了问题，反思、懊恼、忏悔、下决心的戏码上演了不知道多少次……有意思的是，这一切的困扰，往往只是因为肚子里的一坨"便便"。

我们称出来的体重只是一个数字，问题在于，肠胃里永远会有食物，再考虑到身体内外部各方面因素，**我们不可能真正得到一个没有误差的体重。**

想要减少误差，请尽量在同等条件下测量体重，并长期观测。你可以尽量选择早晨起床后、如厕后、进食前的这段时间称体重，此时的体重一般是一天之中最轻的，而且受到客观条件影响也比较小。

胖瘦不仅仅是体重的增减，体重只是评价胖瘦的方法之一。体重增加个两三斤，你未必真的变胖了，同样，使用不当的减肥方式带来的体重下降，未必就真的意味着你变瘦了。顺带一说，如果你总是饭后去称体重，然后说自己变胖了多少斤，那真的是吃饱了撑的。

第三阶段：回归正常。

减肥期间，我们从不合理、不健康的体重水平，回归到正常范围，最终总会趋于稳定。

我知道很多朋友设定了 100 斤、110 斤、140 斤之类的减重目标，又或者下定决心要减 10 斤、20 斤、30 斤……其实，在健康减重（不牺牲健康正常的生活方式）的前提下，我们是无法确保自己一定能减到目标体重的。

目标体重只是一个看起来舒服的整数，而人的体重，在成长期过后，本来就会被身体尽可能地维持在一个稳定的状态，它不会一直处于上升或者下降的趋势中，就像心率和血压一样，也就是说，**你最终的体重不是你能决定的。**

很多朋友在减肥末期，看到体重不再降低，或者降低得非常缓慢，就会认为自己进入平台期了，然后想尽办法进一步少吃多运动。而所谓的"平台期"并不是一种异常，反倒是一种正常情况。体重的增减往往都是身体因为各种原因，打破原有平衡的调控结果，而且最终也总会创造新的平衡。重点在于，当前的数值是否符合你的预期。

2.3 如何设定目标体重

很多女生都想减到 100 斤，网上也经常流传着类似"好女不过百"的言论，可是 107 斤就不够好吗？体重无法进一步下降，难道就必须节食加上大量的运动吗？

此外，很多身高 170 厘米甚至接近 180 厘米的女生，也在为了让自己的体重降到 100 斤以下而努力。事实上，脱离身高谈体重是不合理的，评价一个人的体重是否正常健康、是否应该减重，以及体重是否有下降空间，可以参考身高体重指数（BMI）。

BMI 的计算公式是：体重 $\div$ 身高 ^{2}，单位分别是千克和米。你可以直接去网上搜计算器，输入身高、体重就可以得到结果了。对应的参考标准如表 2.1 所示。

表 2.1　BMI 参考标准

类型	中国参考标准
偏瘦	BMI < 18.5
正常	18.5 ≤ BMI < 24
超重	24 ≤ BMI < 28
肥胖	BMI ≥ 28

我知道你肯定第一时间算出了自己的 BMI，然后对照上面的标准开始评价自己的身材。需要注意的是，身高体重指数是一个统计学概念，最初只是用于评价营养状况，后来才被用来判断胖瘦程度。

因为 BMI 考虑身高和体重，对比单独评价体重而言，结合身高会更加客观，但它无法反应体内的脂肪情况，这意味着即便是同样 BMI 或者同样身高、体重的人，身材和胖瘦程度也未必是相同的。

网上经常能看到根据不同身高制订的"标准体重"，其实根本不存在什么标准体重，**正常健康的体重从来都是一个范围，而不是某个定值**，为了达到特定的体重数值，通过不健康的方式降低体重，是舍本逐末。

你可以通过计算 BMI，来判断自己的体重大概处于什么范围，然后结合表 2.2 判断自己现在的瘦身目标，以及大致的目标体重即可。

表 2.2　判断自己的瘦身目标

类型	BMI 范围	现阶段瘦身目标	健康减重速度
偏瘦	BMI ≤ 18.5	无须减重，可追求更好身材	无须减重
健康范围	18.5 ≤ BMI ≤ 21	无须减重，可追求更好身材	无须减重，可适当减脂
	男 21 < BMI ≤ 23 女 21 < BMI ≤ 22	可追求更好身材	无须追求体重下降，重点应放在身材和围度
	男 23 < BMI < 24 女 22 < BMI < 24	体重正常，仅需要优化身材	减重空间较小且速度较慢，无须过于关注减重速度
考虑减重	24 ≤ BMI < 28	第一目标：BMI ≤ 26.5 第二目标：BMI ≤ 25 第三目标：BMI=24	进入平稳下降期后，每月减 2～5 斤为宜
	BMI ≥ 28	瘦身目标：BMI=28	进入平稳下降期后，每月减 1.5%～3.5% 体重

我并不建议你以具体的体重数值作为瘦身目标，如上文所说，我们无法确保自己一定可以减到心中的理想体重，此外，**减重也不是减肥的全部。**

我从近 200 斤开始减肥，并没有刻意给自己设定过什么目标。

一方面原因是在初期我并不认为自己能真的瘦下来，另一方面是我不想给自己太多压力，也不太喜欢"为了目标奋斗"的状态。

更多时候，我是看到体重有所下降，且接近某个整数，才由此设置一个很容易达到的目标，好让自己在达到相应体重的时候开心一下。在我看来，目标唯一存在的意义就是在完成之后让我们感到开心愉悦，也就是说，能够完成的才叫目标，或者说一个好的目标。给自己设置一个难以完成的目标，并不会给你带来动力，更无法激发什么潜能，大多数时候，只是自寻烦恼。

你的瘦身目标只是让身体回归健康的状态，然后真正地成为一个"瘦子"，整件事情跟体重的关联并没有你想象的那么大。

2.4　这本书不会让你练出腹肌

减肚子确实是很多人减肥的动机、初衷和目标——"我只要肚子小一点就好了，体重差不多就行"，相信你也说过这样的话。我的肚子一直都很大，从小就很大，我试过各种腹部训练，结果就是腹肌是腹肌，肥肉是肥肉。

为什么做再多平板支撑、仰卧起坐、腹肌撕裂者也减不了肚子？

因为这些动作本质上都是作用于肌肉本身的力量训练，而肌肉是肌肉，脂肪是脂肪，两者无法相互转换。换言之，力量训练只能增强你的肌肉力量，一定程度上改变肌肉轮廓，但并不能直接让你的肚子变小。

各种手臂、大腿、臀部的针对性训练也是一样，并不能"练哪里、瘦哪里"，不存在局部瘦身的方法。

肌肉是肌肉，脂肪是脂肪。肚子大，因为腹腔内没有骨骼，空间相对富裕一些，原本就适合囤积脂肪（大腿、臀部也一样）。大量的腹部力量训练只能让相应的肌肉得到增强，让你腹部用力的时候会摸起来硬硬的，但无法直接消除、转化腹部脂肪，自然也不会看到八块腹肌，更不会让你的肚子变小。

我们常说的"有没有腹肌"实际上讲的是肌肉线条是否会显露，而决定这一点的是体脂率，也就是体内脂肪含量。体脂率水平不同的人的整个身材，包括线条，是有明显差异的。体脂率足够低，再经过适当的训练，腹部的线条才会显露出来，也就是说——腹肌（线条显露）更多是**瘦出来的**。

现在有很多电子秤都附带了体脂率的测算功能，但并不那么精确，想知道自己的体脂率水平，直接去网上找一下对照的图片更加直观。

其实也不用过分纠结体脂率的数值，对于体重还有较大下降空间的朋友们，正常去减肥就可以了，在瘦下来的过程中，体脂率会降低，肚子上的脂肪也会慢慢变少。就我个人的经验来说，在减肥的中后期才会看到腹部形态的明显变化。慢慢来就好。

不过，瘦下来以后，腹部也未必会成为你理想中的样子。来看一则留言。

乐天，我 174 厘米，男生，从 2017 年年底开始认识你，那个时候我 230 斤左右吧。看了你的文章后我做出了生活习惯和饮食的改变，并配合力量训练，在 2018 年 7 月左右的时候减到大概 140 斤，然后保持到现在 137 斤。很感谢可以遇见你，只不过现在我的肚子上还有些肉，如果想把肚子变小，是不是应该继续减重呀？

首先，"继续减重"并不会让这位朋友的肚子变小，因为"肚子上有肉"的问题在于体脂率不够低，但对于大多数体重属于正常范围的人来说，这并不应该是个"问题"。其实我们在路上看到的大部分正常的"瘦子"，肚子上都是有肉的，即便我那体重常年维持 100 斤的老婆也不例外。

体脂率的正常范围，通常被认定为女性 20%～25%、男性 15%～18%。而当体脂率降低到对应性别的下限时，腹部才刚刚能开始显露出一点点肌肉线条。如果你要练出所谓的马甲线或者八块腹肌，体脂率还要进一步降低。

换句话说，"有腹肌"并不是一个正常的、普遍的状态。体重和体脂率在正常范围内的人，本来就很难有明显的腹肌线条，肚子上有肉是正常的状况，我也一样。

我曾经还收到过一条知乎私信。

我 17 岁，最近体重 96 斤，但一直不太稳定，从 103 斤瘦到现在再也瘦不下去了。我每天做马甲线训练和腹肌撕裂者初级运动，做了一个半月，最近又做美丽芭蕾的大腿内侧外侧训练，然后拉伸，但我的体重下不去了。

虽然线条有收紧，但肚子上的"三层肉"还是没有变化，我是不是需要改变一下运动方式？可我几乎每天都运动 2 个小时，体重也不见下降，感觉快要坚持不下去了。

这又是一个试图通过降低体重解决一切问题的例子。也曾有很多人发给我一些身材很好的照片，问我要减到多少斤才能瘦成照片里的样子。

说实话，每次听到一百零几斤的女生拼命想减到九十几斤，或者九十几斤的拼命想减到九十斤，我都觉得太心疼了……要知道她们每天吃的比难民还少，还要运动一两个小时，体重也基本看不到什么变化。

重点在于，一味地减重没有任何意义。这位发来留言的朋友每天运动 2 小时，在我看来，已经影响到正常的生活质量了。

在迟迟看不到体重下降后，她极有可能选择控制饮食等偏离健康的方式来降低体重。可这一切跟体重关系真的不大，你的体重越低，身材跟体重的关系就越小。如果想进一步优化身材，应该把重点放在减脂上，而不是降低体重。

你在网上看到的那些好身材的照片背后，往往需要严格的饮食控制，配合定期的运动，但这并不是大多数"瘦子"的正常生活方式，它已经超出减肥的范畴了。瘦下来之后，你当然可以进一步追求更好的身材，但我所理解的"瘦"一定是要建立在不影响正常生活的基础上的。

每个人都知道如何开始减肥、如何去减肥，但很少有人知

道，如何停止减肥，什么时候该停止减肥。**比变瘦更有意义的是学会跟自己相处，接纳自己的一切。**

不管体重多少斤，不管有一块腹肌还是八块腹肌，最终你总要面对每天的生活，总会有通过正常健康的减肥方式难以到达的体重，也总会有瘦不下去的地方，很多东西是改变不了的。

没有任何事情是必须调整到完美的状态才能去做的，如果歌手阿黛尔练出马甲线才能出道，那我们怎么听到那些好听的歌呢？如果我必须练成健身教练那种身材才能跟你聊减肥，那你也根本不会认识我。

有时候我们一心想追求结果，忽视了自己现在已经取得的改变。在体重回归正常范围后，慢慢趋于稳定，并不是你进入平台期了，而是你的瘦身终点站到了。

生活不止有体重的数值，还有"星辰大海"，还有"诗和远方"。你只需要选择好方向，决定启程，就够了。并不是你到达某个体重数值，那才算到达终点；而是你突然发现自己好像变得跟往日不同了，回首望去，才知道自己走过了多远的路。

瘦，首先跟心态和生活习惯有关，然后跟身材有关，最后才跟体重有关。瘦这件事，没那么震撼，过程也没什么轰轰烈烈。瘦身成果不是那些对比照片，不是你扔了多少件大码衣服，更不是体重秤上的数值，或是 App 上优美的一道下滑线。

瘦，是你实实在在拥有的，一种更健康、更有品质、更精致的生活。

2.5　你需要的未必是减肥

每年临近高考，我都会收到很多高三学生的留言。他们的问题都差不多——成绩一般，高考压力也很大，觉得自己很胖，感到焦虑、苦恼。我的回答也都差不多——专心复习，高考不考体重。然而，他们没过几天又开始纠结减肥的事情，我也觉得无能为力。

其中和一位朋友聊得比较多。

一开始，他很认真地问了我过往文章里的问题，后来我得知他高三，心想都什么时候了，不好好看书，看我文章干吗？就这样一问一答前后也有半个月了……直到他说："高考我可以再考一年，但是减肥搞得我每天的日子都是担惊受怕的。"

我替他觉得不值得啊，毕竟在我看来体重和减肥算什么！高考完有的是时间考虑胖瘦的事情。我很直接地回复他："就算复读了，你明年这个时候也是这状态，你信不信？复读不是给你这样的情况准备的。"

他说："我已经有焦虑症了，我一直都在担心高考。"

我回复："20 年后你想到今天，你后悔的绝对不是你多少斤，有没有在十几岁变成瘦子，你后悔的是你扯了一堆原因在逃避，没有让自己去拼一下高考。"最后我只能跟他讲，7 月前你发信息我不会再回了……

　　这件事我也问了下我老婆（她是老师），其实我也觉得挺挫败的，感觉自己说什么都没用，而且真的很担心他这样的状态。我老婆说，更多的原因还是高三压力太大了，而且在他眼里，减肥比复习、高考看起来要简单得多。

　　直到我偶然间看到《奇葩说》辩手黄执中写的《说服人的 3 个底层逻辑》，才恍然大悟。摘录一段原文：

　　男朋友回家一直打游戏，这个问题很麻烦，我要怎么解决？其实这不是问题，这是你男朋友的解决方案——解决跟你见面没话说的方案。一个人为什么抽烟？抽烟对身体不好。这不是烟，这是解决方案，解决我另外一个问题的方案——解决无聊的方案。一个学生翘课，是个很严重的问题，这是这个学生所想到的解决方案——解决在学校里被欺负的方案。

　　所有你眼中见到的问题，都是那个人想了半天的解决方案，只有你觉得是问题而已，这就是苦口婆心跟他谈事情但效果不佳的原因。

　　你拿走了这个解决方案，他必须去直面真正的问题，他会很痛苦。他感到痛苦，所以本能地还是会回到过往的解决问题的方案上。

　　我看到高三学生整日深夜在纠结减肥的事，我觉得这是个"问题"——他应该去复习啊！都什么时候了！其实减肥这件事，对他而言，也许是面对高考压力的解决方案——感觉来不及复习了，感觉一切都糟糕透了，没关系，至少我可以做好减肥这件事。

所以他把本应该用来复习的时间，用来看与减肥相关的内容，以为时间花在这上面，就能加速减肥的进程。而我的"劝告"，核心是让他放弃减肥，专心复习。劝他放弃减肥，对他而言，等于逼迫他去直面高考的压力，也难怪他告诉我宁可复读也要先减肥……更好的沟通方案，重点应该放在应对高考压力上。

"罗辑思维"也提到过黄执中的这篇文章。

一个人的建设性，往往体现在：不是纠正看到的问题，而是和需要纠正的人一起，面对他所面对的问题。

这些年我看过太多减肥的经历和问题了，现在反思一下，又有了新的理解。比如说，为什么很多女生，宁可去节食也想要减到 100 斤以下？她们也知道体重数值不会写在脸上，甚至都明白体重轻跟身材好没那么大关系，但就是想着体重越低越好。降低体重，是她们让自己身材变得更好的解决方案，也只有一个较低的体重，才能给她们带来形象方面的安全感。

根源在于，她们不知道如何让自己身材变得更好、更美。既然人们都说"好女不过百""一胖毁所有"，那索性就把体重减下去。而选择节食，是因为她们不知道有其他的瘦身方式，所以只能拿饮食开刀了。

过去我写过很多文章，试图告诉大家，减肥不是减重，好身材比体重重要得多，好好吃饭才是一切的前提……但这些文字很难真正消除她们对体重的执念。我说"好身材不是瘦出来的"，相当于否定了她们变美的方案；我不建议她们节食，相当于拿掉了她们快速减重的方案，同时还剥夺了她们的安全感，让她们一时间不知所措，一看到体重波动几斤，又会焦虑地开始节食，被体重数值牵着鼻子走。

再比如很多人会暴饮暴食。有人看到会劝他们，少吃点啊。可是暴饮暴食是他们应对工作压力、负面情绪、内心焦虑的解决方案，如果连这个方案都要被拿掉，那他们岂不是要崩溃了？

最残酷的情况是，想要减肥的人，同时以暴饮暴食为解决方案。他们一边知道吃多了会胖，一边面对各种情绪又无所适从，所以不去暴食心里煎熬，暴食之后身心煎熬。

换个角度想，想要通过节食减重到 90 斤的你，需要的也许仅仅是一个让自己身材变得更好的方式，以及对身材和体重更深的认识。时不时暴食一顿的你，需要的是一个有效的减压方式，或者倾诉对象。

面对一个问题，如果当下的解决方案并没有实质性的效果，甚至让你更加难过，那不妨反思一下下面的问题。

我真正想解决的是什么问题？

我的应对机制，是为了解决什么问题？

用 1～10 分评估它解决问题的效果，大概是几分？

这是不是最优的解决方案？

我还可以尝试什么？

你可以用这个模板，思考一下自己的"问题"。

其实，你需要的未必是减肥。减肥，有可能是你应对其他问题的解决方案。也许是为了证明自己，也许是为了让自己变得更自信，也许是为了让周遭的人喜欢与你相处……

那么，瘦身成功就能解决所有问题吗？总有一天，你会得到一个属于自己的答案。在此之前，我们可以一起探索，如何健康有效地瘦下来。

第 3 章

我相信你的决心，
但我更相信人性

试想一下，当你又一次"无法坚持"而"半途而废"，甚至以一次报复性的暴饮暴食宣告失败之后，脑海里出现的那些声音：

　　"哎，我又没能坚持下去！"

　　"我意志力真的太差了！"

　　"连嘴巴都管不住，我还能做到什么呢？"

　　难过、懊恼、愧疚、自责之后，你一定会再次重整旗鼓，再次开始减肥。首先要做的，就是设立一个新目标。事实上，一旦你这么做了，极有可能提前预定了又一次的减肥失败。

3.1　订个大目标，然后呢

减肥失败之后，重新设定一个"大目标"总会抚平一切负面情绪，仿佛减肥成功已经触手可及。

"这一次我一定要在 1 个月内瘦 10 斤！"我不止一次听到刚经历减肥失败的人，表达这样的雄心壮志。如果这也是你现在的目标，那么接下来你可能会这么做：结合"月瘦 10 斤"的目标，倒推出每天的运动和饮食计划，比如每天跑步半小时、能量摄入控制在 1500 千卡。然后你看了看这个瘦身计划，觉得还是不够快，或者此时你的决心告诉你，你还可以做得更多，于是计划会变成每天跑 1 个小时，能量摄入控制在 1000 千卡之内。

你感觉好极了，从明天开始，似乎只要把这些计划坚持下去，就可以实现"月瘦 10 斤"的目标了，你甚至已经在构思一个月之后的朋友圈要怎么写了。等等！为什么这些计划要从明天开始？为什么今天不能马上去做？

你会说"今天当然也可以啊！那我现在就去跑步！"我当然相信，你今天也可以开始执行这些计划。问题在于，为什么你内心更倾向于明天开始呢？

因为，你根本不想去做！

这句话并不是在责怪你，只是在描述事实。你总觉得减肥需要进入一个特殊的"状态"中，一旦宣布开始减肥了，就无法做你想做的，不能吃你想吃的，要控制饮食，要控制体重，要坚持每天运动。这些文字仅仅是看起来都会让人觉得难受，更不要说每天让自己执行了，谁都不想做这些事情。

更大的目标也许能体现你想要减肥的决心，抚平一些减肥失败后的负面情绪，但当你试着把目标转化成行动的时候，发现心里不想去做，但只能逼自己去做，去坚持。谁都不想让自己这么难受，所以本能地想让这些计划"明天再开始"。

当然，借助意志力以及坚定的决心，我完全相信你今天就可以去跑步 1 小时、只摄入 1000 千卡。可是明天呢？后天呢？大后天呢？下个星期呢？下个月呢？半年之后呢？你依然可以保持每天执行这些计划吗？我想你知道答案。

这个世界上必然也有凭借意志力瘦下来的人，但绝大多数人拿到的剧本是：在无数次"明天再说"之后，减肥计划不了了之，然后再次懊恼、自责，再次设定更大的目标、更严格的计划，最终再次减肥失败，如此循环。

3.2　减肥失败魔咒

除了新的目标，你还会把减肥成功寄希望于新的方法。

你一定也在好奇这本书有什么新奇、独特的方法。我当然会在后面的章节详细讲到这部分内容，但首先我们要解决的问题是：得到了一个新方法之后，你拿什么保证这一次减肥的结果会跟过往有所不同？如何保证这一次可以"坚持到底"？如何保证这一次能够"管住嘴"？如何保证这一次一定可以减肥成功，不再反弹？

相信我，不论你盯着这三个问题想多久，结果依然会跟决心或意志力有关，而这正是你至今未能瘦身成功的原因。

很多朋友会说，自己减肥了很多次，各种方法都用了，但就是瘦不下来。事实上，**你根本没有尝试过其他方法。**

不管是各种饮食方法，还是各种运动方式，都只是"少吃多运动"的不同表达而已，它们都属于同一种方法——"坚持到减肥成功"。而如果你不能坚持，无法把那些"管住嘴迈开腿"的种种要求持续到瘦下来的那一天，那么换再多所谓的方法，结局也很难有所不同。

我相信你有决心减肥，但我更相信人性。人总是喜欢做能让自己感到舒服的事情，避免那些不舒服的、难受的行为，比如说减肥中你所要做的一切。

最重要的是，你已经习惯了那些让你舒服的行为。这意味着，开展一个不舒服的、让人难受的行为，需要克服的阻力会很大，更不要说让自己长期执行。你心里会有一百种方式说服自己，别去做这件事，你的身体也会有一百种反应来告诉你——这样不舒服！我不想这样！

于是你陷入了一个奇怪的循环中，它可以被叫作"减肥失败魔咒"，如图 3.1 所示。

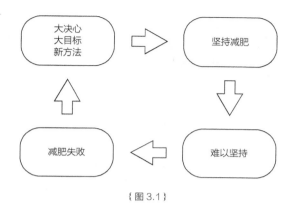

{图 3.1}

　　面对一次又一次的减肥失败，你的解决方案从没有变过——似乎这一次只要有更大的决心，用更好的方法，就一定能减肥成功。然而，之前的减肥失败，是因为决心不够大、方法不够好吗？如果不是，那么为什么这一次就能够减肥成功呢？

　　你已经听过、看过、试过太多版本的"少吃多运动"，掌握了十几种减肥方法，但没有一种告诉你该如何坚持。不仅如此，更大的决心和目标，还把坚持减肥变得更加困难。所以，不要再花精力尝试不同的减肥方法了，或者说，如果你看到的减肥方法没有提到如何坚持，那么就不要再尝试了，因为倘若你能坚持到底，早就瘦下来了。

　　你至今没能减肥成功，因为你一直都在沿着一条注定失败的路线前进。其实从上面的循环中也不难看出：如何把减肥坚持下去，才是我们需要解决的最根本的问题。换句话说，在这个问题得以解决之前，任何对减肥的尝试都是徒劳。

3.3　为什么坚持减肥那么难

我希望你可以花至少 10 秒钟思考一个问题——为什么坚持减肥那么难?

如果可以，把你心里的想法写下来，然后再往下看。

2016 年，我成了一个父亲，我儿子名叫陆涵。

大概在他 1 岁半那会儿，他特别迷恋一个绘本上带魔术贴的小圆片，就连睡觉都要握在手心，甚至含在嘴巴里……你可以想象如果这个小圆片突然找不到了，会发生什么。事实上它真的丢过一两次，所以我尽量把它放在固定的地方，比如放回那个绘本里面。

我们家卧室在二楼，有天早上起床，他想把这个小圆片带到楼下，我说你先把它贴回到绘本上再下楼。他当然是不肯的，手里紧握着那个小圆片，于是我把楼梯上的门栏关掉了，站在门栏另一侧告诉他，把小圆片放回去，就可以下来了。

起初他开始哭闹，几番"交涉"见我不肯退让，他也不哭了，试图从门栏侧面的缝隙里钻出来，失败之后又把那个小圆片藏在口袋里，因为那时他还不会讲话，只能咿咿呀呀地摊摊手，意思是没有带下楼了。

我再次重申，这个小圆片不能带下楼，于是他把那个小圆片透过门栏放在楼梯上，然后等我抱，结果我刚打开门栏，他又伸手想去捡起来。（现在想起来他可真是个小机灵鬼……）

我记不太清最终是怎么收场的，但我猜我当时是不会妥协的……当然，现在回想起来，我会觉得自己很奇怪，不就是一个小圆片吗？让它脱离绘本单独带下楼，会怎么样呢？就算是弄丢了，也没什么大不了呀。

我真的不明白为什么当时会那么"坚守底线"，对一个还不会讲话的孩子这么"残忍"。在楼梯上僵持的过程中，我一定也想过"他把那个小圆片放回去不就好了吗？""为什么他不能听话呢？""他为什么不能理解如果丢掉小圆片会有多麻烦呢？"

类似的事情在他小时候还发生过很多次，比如坐飞机必须全程保持安全带扣紧，薯条只能吃跟年龄相同的数量（比如 3 岁就只能吃 3 根薯条）。

一直以来，我都不觉得在对待陆涵的方式上有什么问题，直到周围所有的朋友，哪怕只短暂地看过我跟陆涵相处的人，事后也都会得出"乐天对孩子超级严格"的结论。于是随着他慢慢长大，经历很多次"对抗"，我也开始反思，到底哪里出了问题。首先想到的，当然是——为什么陆涵不能理解我是在为了他好呢？

事实上这样的思考并不能解决问题，就像减肥失败之后，我们总在想"为什么还是坚持不下去呢？"到头来，我们还是会继续试图坚持，我也还是会想继续用我的方式"为他好"。

为什么陆涵不能理解我是在为他好呢？根本的问题是，他这个年纪本来就无法理解大人的一些行为背后的原因（我们儿时也是这样），以及我对他的要求太高了。为什么他不能多玩一会儿玩具？为什么他不能多看一集动画片？为什么他不能偶尔"反悔"一下已经被我设套答应的事情？为什么……

不是他"不听话"，而是我在强迫他像一个成年人一样，说一不二，遵守规定，做到那些超出他能力范围和接受度的事情——问题出在我身上。

现在说起来我都不太好意思……以前我甚至不能接受我老婆用一些特别的方式哄骗他达到我的"要求"，在我看来那是"钻空子"……我希望结果是符合我的预期的，还要求过程必须是"干净"的——他必须"发自内心"地遵守这些要求。天啊，这怎么可能？

所以根本的问题是，大人的期望和要求超出了孩子的接受范围，如图 3.2 所示。

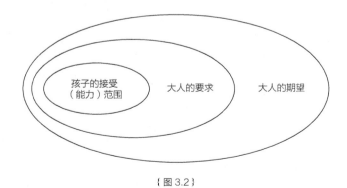

{图 3.2}

自从我意识到自己变成了一个"不酷"的爸爸，我就常常反思过往对待陆涵的方式。慢慢开始接受他只是个几岁的小孩子，接受他很多事情就是难以做到，然后试着更加温柔地对待他，用他能接受的方式引导他的行为，并且认识到他需要很长时间成长到我们期望的那样。

不得不说，做父母真的是一种修行……从某种意义上讲，减肥也是一样。

3.4　减肥太难了，句号

回到减肥，再次思考一下前面那个问题——为什么坚持减肥那么难？

其实道理是一样的：无法坚持减肥，不是你哪里没做好，而是你对自己的要求太高了，这些要求本来就难以做到。

控制饮食太难了！

坚持每天运动太难了！

不能吃自己想吃的东西，太难了！

减肥过程中的种种要求远远超出了你的能力范围，而在无法坚持时，你却用更大的目标、更严格的要求，让自己进一步"管住嘴迈开腿"，却不曾想过这些"自我要求"本身就有问题，如图 3.3 所示。

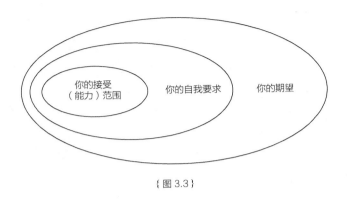

{图 3.3}

就像人们不会要求一个不会说话的孩子必须背诵唐诗三百首一样，没有人会因此批评孩子，因为不会有人真的有这样的预期。然而，过去每次无法坚持，管不住嘴的时候，你总是急于把自己批判一番，责怪自己意志力差，却从没有意识到，是减肥太难了。

减肥失败、坚持不下去并不是你的问题，而是你试图坚持的事情本身就难以坚持。所以，从现在开始，不要再把"减肥真的好难"这句话作为一种抱怨或感叹，而是当作一个陈述句讲出来。

减肥难，就是一个客观事实。而承认减肥很难，也绝不是一件应该感到羞愧的事情，只有当你坦然地面对它的难度之后，才有机会找到更适合你、更高效的减肥方式。

3.5 减肥之路很长，意志力很短

回想一下凭借意志力成功做到的事情，你会发现它们大多数

都是短期或单次任务，比如，大考前夜的通宵复习，限时跑 1000
米的最后一圈，截止日期前加班到凌晨 2 点……

同时，它们大多属于能够彻底结束的短期目标：考试——只
需要在短期内花时间集中复习，考完就过了；跑 1000 米——只
需要咬牙跑完最后一圈，跑完就完了；加班到深夜——只要熬过
这一晚，工作搞定就好了。

阶段性目标完成后，我们可以即刻看到、享受到结果，而且
不管结果怎样，这件事会就此告一段落。

拿考前通宵复习来说，我们在借助意志力熬夜的过程中，每
当感到疲惫或想要就此睡觉时，都会告诉自己：再坚持一下、熬
过这一晚、考完就好了。相比之下，减肥显得"遥遥无期"，事实
上减肥原本就应该是一个长期的过程，你的意志力本来就不足以
确保减肥能够坚持到底。

就像在"望梅止渴"的故事里，曹操对饥渴难耐的士兵说的
是"前面不远处有一片梅林！"如果当时曹操说："大家加油！水
嘛，是不会有的，但等咱们打完仗，回到家就可以喝水了！"估
计今天就不会有这个故事了。

意志力本身没办法"解渴"，更无法缓解你的疲劳，它只能
让你在寻找水源的路上，多走一小会儿。再强的意志力，也很难
让我们每天都通宵读书，每天都去冲刺 1000 米，每天都加班到
2 点。

你也许能做到一次、几次，但并不代表你愿意这样做，毕竟

这些行为有违固有的生活方式，而且它们显然也不是什么有趣的事情。意志力只是把疲惫感以及内心的抗拒出现的时间点延后了。

事实上，每当意志力登场的时候，意味着我们正在做一件自己并不想做的事。

这看起来像是一句废话，而且我打赌你现在心里想的一定是"我当然不想做这些事啊！可是不坚持怎么减肥？"我会在后面的章节解答你的疑问，现在你只需要得到一个结论：**每当你认为自己需要"坚持减肥"的时候，就说明当前的那些减肥计划或要求是你并不想做的。而你不想做的事情，注定难以持久。**

人们当然可以借助意志力战胜惰性，在疲惫的时候选择去运动，或是对自己喜欢吃的东西说"不"。但是减肥这件事，面对的可不止是一次的选择。生活中每个行为、每个决定，都多多少少跟减肥有关系（减肥本质上也正是要改变生活方式）。一旦为了减肥，给自己加上各种要求和限制，人们就会更加频繁地依靠（消耗）意志力做出对减肥和健康更有利的决定，而这对于极其有限的意志力来说，是个大考验。

依靠意志力持续做一件事的时间越久，痛苦、疲惫的感觉就越强，身体也会越抗拒。与此同时，你开始关注结果，希望能带来一丝安慰。而相比于你的付出，结果大多是令人失望的。最终，那些痛苦和疲惫，以及种种负面情绪，再也无法被压抑……接下来的故事，你再熟悉不过。

3.6　如何使用有限的意志力

有研究表明，意志力并不是原始人类一开始就拥有的能力。意志力是个好东西，但正如一切美好的事物一样，它总是有限的、短暂的。好消息是，经过千百年来的进化，如今我们早已学会了正确、合理、高效地使用有限的意志力。

想象一下：你住在 6 层，但电梯坏了，现在需要把一桶大概 40 斤的桶装水搬回家，你会如何完成这件事？大体的解决思路其实很简单，甚至想都不用想——撸起袖子开始搬，没力气了，休息一下再继续。

如果回想一下生活中类似的事情会发现，每当即将力竭，想就此休息一下的时候，我们往往会让自己尝试多上半层。这是很自然的一个反应，而这实际上就是自然使用意志力的方式，也是千百年来我们掌握的最高效的方式。

1. 在即将力竭时，首先得到认知：一口气把桶装水搬上 6 层是不可能的，超出了能力范围；

2. 借助意志力暂时盖过身体发出的疲惫信号，尝试拆分目标，然后鼓励自己再多上半层；

3. 设置能够立即获得的阶段性奖励：再上半层就可以马上休息。

没有人会因为不能搬 40 斤的东西一口气上 6 层而感到自责，更不会试图提升自己的意志力，或是要求自己力竭的时候还必须坚持再上 3 层才能休息。**因为你知道桶装水本来就很重，你也清楚自己的身体极限在哪里，你只专注于完成眼前的目标。**

如果认真回想一下每天的生活，你会发现使用意志力的次数远超你的想象，而且其中绝大多数都属于"成功案例"。（比如，此时此刻我的膀胱正在呐喊……但谢天谢地我不会就地尿裤子，我完全可以做到再多写几段，之后才去洗手间。）

而使用意志力的"失败案例"，几乎就是我们过去使用意志力减肥所做的一切。拿搬桶装水上 6 层来类比，在减肥的时候我们往往也是这样做的。

[开始前]嗯，我要搬这个桶装水上 6 层！我相信自己的能力和毅力，也下定了决心！我一定可以一口气搬上 6 层！

[搬运中]坚持！坚持！坚持！距离 6 层还有 5 层！我可以的！

[力竭时]就这点出息吗？坚持到底就是胜利！

[被迫中断休息时]别灰心，再试一次，我一定可以一口气上 6 层的！

[失败后]反思总结一番，目标变成了一口气上 7 层、8 层、10 层。

你一定也觉得这太荒唐了，可是我们在减肥中却一次又一次这样做着。**我们把重点放在了"我要搬桶装水上 6 层"这件事**

上，而低估了这件事所需要的时间和它本身的难度和阻力，也高估了自己的能力和意志力。

我们总是习惯于从目标倒推出每天的计划，却根本没有评估过自身的能力以及减肥这件事的阻力，二话不说就借助意志力让自己"火力全开"，少吃＋运动，无氧＋有氧，美其名曰"双管齐下"，结果搞得身心俱疲。

当需要搬一桶 40 斤的水上 6 层的时候，我们会认识到，再强大的意志力也无法和生理极限对抗，桶装水就是很重，我们就是不可能一口气搬上去。这必然是一件很难的，需要很长时间的事情。

而在减肥时，面对种种过分的、没道理的、不健康的、远超出身体承受能力的目标，我们却不肯承认它的难度，还反过来把目标设得越来越高，仿佛拥有意志力就可以战胜一切，然后不断逼迫自己坚持那些疯狂的饮食和运动计划，最终不断透支的不仅仅是意志力，还有我们的自信和自尊。

承认自己的体力、能力、意志力有限，反而有利于你做出更合理的规划，实现最终目标。其实，跟搬桶装水的例子一样，现代人天生就知道如何聪明地使用意志力，而它成功发挥作用，大多都是自然发生的。也就是说，**不刻意动用意志力，就是使用它的最好方式**。其实在生活中，你一直就是这么做的。

3.7　最重要的三句话

至此，我想你应该可以坦然地接受，自己的意志力是有限的，指望意志力作为持续一件事的动力，注定难以持久。事实上，越是依赖意志力去坚持减肥的方式，越是容易失败的方式。

那该怎么办呢？其实答案已经显而易见了，把上面这句话反过来讲就是——**选择不依赖意志力的减肥方式，更容易成功。**

绝大多数减肥方法的实践者都把持续减肥这件事交给了"坚持"。久而久之，坚持减肥不仅变成了一个"默认解"，还成了"唯一解"，甚至有人试图通过减肥来锻炼自己的意志力……

其实"坚持减肥"的关键就是，不做任何需要坚持的事情。

下面的三句话，也许是整本书最重要的内容，请一定要多读几遍。

1. "坚持减肥"和"让减肥持续"是两件事。

2. 坚持本身不是为了减肥，坚持的目的是让减肥持续。

3. 坚持只是持续减肥计划的一种极其原始的手段。

还记得前面我们提到的"减肥失败魔咒"吗？想要打破这个魔咒，真正需要解决的是"难以坚持"的问题。我们过往尝试了很多方法，都失败了。不妨换个角度，不再把目标放在"坚持减肥"上，而是尽可能想办法延长减肥所能持续的时间。

　　注意，我说的是延长"持续"的时间，而不是延长"坚持"的时间。坚持只是持续的一种方式，而且你也知道，这是一种充满了痛苦、难以长期持续的方式。我们将在下一章一起探索不需要坚持却依然能确保一件事长期持续的方法。

| 第 **4** 章 |

你需要 300 天

回想一下过往的减肥经历，如果用 0 ~ 10 分来评价减肥对你而言的难度，那大概会是几分呢？如果你得到的评分大于 8，接下来的内容，会让你有所收获。

4.1　伽利略的答案

现在我们来思考一个问题：如何让一辆汽车，在无法中途加油的前提下，尽可能行驶更长的距离？

首先肯定要一直踩着油门，让汽车保持前进。在前进的过程中，汽车需要克服空气和路面的各种阻力，同时不断消耗燃油。

因为中途不能加油，我们可以把汽车改装一下，换更大的油箱、更节油的发动机和传动系统、更轻量化的车身等。同时，还可以用更省油的方式驾驶汽车，比如尽量匀速行驶，避免速度的频繁变化，选择路况更好的道路，等等。

汽车会因此走得更远，但最终前行的距离仍然取决于油箱里剩余的燃油，毕竟这是动力的来源，也就是说，得到的结论是：汽车能走多远（保持前进的状态多久），取决于向前的动力可以维持多久。

两千多年前，亚里士多德关于如何维持物体的运动状态，就是这么想的，直到伽利略做了一个推论。伽利略发现，当一个球沿着斜面往下滚时，球的速度会增大，而向上滚动时，速度会减小。所以，理论上，如果球沿着一个平面滚动的时候，它的速度应该不会变化。

然而在现实中，当球沿着平面滚动，最终总会越来越慢，直到停止，因为小球向前滚动需要克服摩擦阻力。而如果表面变得光滑，也就是降低摩擦阻力，小球会怎么样呢？于是伽利略做了一个伟大的实验，叫作"理想斜面实验"，如图 4.1 所示。

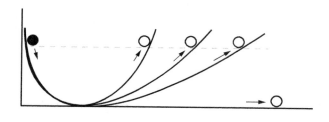

{图 4.1}

在同样的起始高度（速度）下，抛开摩擦力的影响，让小球沿着 U 形光滑斜面滚下来，会发现小球滚到另一侧斜面上近乎相同的高度。如果减小另一侧斜面的倾角，小球仍然会达到几乎同一高度，但经过的距离会更长。

最精彩的部分来了——如果把另一侧的斜面变成完全水平会发生什么呢？在前面的实验中，小球总会在另一侧斜面上达到跟释放高度相同的位置，现在这个斜面变成了平面，那么如果忽略摩擦力的影响，小球会一直滚动下去！

伽利略由此得到的结论是：力不是维持物体的运动（速度）的原因。一旦某个物体具有一个初始速度，如果不受外力，它会一直保持这个速度匀速运动下去。如今我们知道，这一结论最终被牛顿发扬光大，总结成了牛顿第一定律：一切物体在没有受到力作用的时候，总保持静止状态或匀速直线运动状态。

所以，想要让车子尽可能行驶足够久，不需要一直踩着油门，我们完全可以换个思路：让路面变得尽可能光滑，把车身改造成风阻更小的造型，总之尽可能地**减小各种阻力**。当阻力无限小的时候，相当于把斜面变成水平，理论上，汽车可以行驶无限远。

过往在减肥中所需维持的饮食和运动计划实在太难了，也就是说我们所需克服的阻力太大了，导致我们需要花费额外的动力，踩更深的油门，才得以保持前进的状态，毕竟谁都不想饿肚子，谁都不想做太过辛苦的运动。

对于减肥难以持续，我们的解决思路总是从意志力出发，想尽办法让有限的燃油支撑汽车完成更远距离的行驶，但动力来源始终是燃油，也就是我们的意志力。问题在于，当燃油耗尽，我们便难以继续前行。

我们真正需要解决的问题并不是如何更高效地利用燃油，而是如何摆脱对它的依赖，让车开得更远，核心问题在于：**如何把减肥计划尽可能久地持续下去。**

在汽车被发明之前，每个人都在寻求更快的马，但人们真正需要的是更快速、更便捷的交通工具。跳出"快马"的思维局限，才能有机会发现更好的方案。现在，伽利略给出的答案是，把减肥的阻力（也就是难度）降低到无限小，就可以一直持续下去，最终总会到达终点。这样看来，"减肥成功"就变成了一个时间问题。

4.2　减肥的难度，由你决定

减肥的确很难，这是客观事实，但并不意味着我们就束手无策了。因为另一个客观事实是：你一边说减肥很难，一边亲手放弃了轻松减肥的方式。其实我们完全可以降低减肥的难度（阻力），把减肥变得简单。

减肥的难度由两部分组成，一部分是减肥的客观难度，而另一部分来自减肥的主观难度。

减肥的客观难度，由每个人的身体素质、运动能力、饮食偏好等因素决定，它们很难在短期内改变，比如同样要跑 2 公里，我们跟"瘦子"完成起来的轻松程度必然是不同的。

减肥的主观难度，来自我们对难度的感知。在做一件事之前，大脑会先评估它的难度，如果你的目标过大，比如认定跑步必须超过 30 分钟，必须在 3 分钟内跑完 1 公里，那么在开始跑步之前，心理上就会对此产生抗拒，做这件事的阻力就会上升。大脑会本能地避免那些较为复杂的任务。

别忘了，你本来就没那么喜欢运动，要求自己运动越久，强度越高，过程就会越煎熬，就会越难以长期持续。而如果我们把跑步的目标改为，跑步 1 分钟，那么完成这件事的难度和阻力就会变得轻松很多。也就是说，我们对目标的预期可以很大程度上改变减肥的难度。

　　此外，当前的状态也会影响一件事的主观难度，比如在心情好的时候，完成一件事更加简单，会更容易应对挑战，而在心情糟糕、焦虑或者极度疲惫的时候，完成一件事就变得很难。

　　减肥确实难，客观因素决定了它就是很难，但事到如今你没能瘦下来，更多是因为你用过高的要求，把减肥变成了一个几乎"不可能完成的任务"。换句话说，就是**如果你觉得减肥很难，是因为你自己非要把减肥变得这么难。**

　　在第 2 章，我们写下了很多目标，其中有一项是"我计划用几天瘦下来"，现在你可以翻到那一页，看看自己当时写下的时间目标。

　　我看过太多太多的人罗列了自己的每日减肥计划，然后在网上问，按照这样的计划，自己是否能在一个月或两个月内瘦下来。又或者先订一个瘦身时间表，然后询问对应的每日计划应该是什么样的。

　　我们都知道这样一个公式：

$$速度 \times 时间 = 路程$$

　　代入到减肥中，"速度"越快，意味着我们每天所需完成的瘦身计划的要求越高，而"路程"可以理解为瘦身进度，也就是说：

$$瘦身计划 \times 持续时间 = 瘦身进度$$

　　我们的目标当然是尽可能增加"瘦身进度"。从数学的角度，想要达到这一目标，有两个可以利用的变量，分别是"瘦身计划"和"持续时间"。过往我们的目标设置方式，总是想要在有限的时间里完成一个特定的瘦身进度，所以不得不增加"瘦身计划"。矛盾之处在于，让"瘦身计划"更加有效，也就是进一步"管住嘴迈开腿"，会导致减肥难度的直线上升。

此外，我们跟"瘦子"的距离太远了，我们的体能和意志力都不足以让自己长期维持这样的瘦身计划，所以就进入了一个没完没了的循环，如图 4.2 所示。

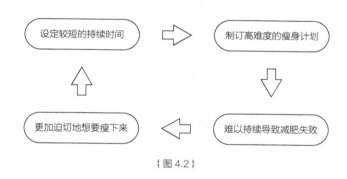

{图 4.2}

瘦身的持续时间越短，瘦身计划就越难以执行；瘦身计划执行难度越高，瘦身越难以持续；越难以瘦下来，越迫切想在更短的时间里瘦下来……这一切的根源，在于时间预期。

4.3　时间是你的武器

2019 年 10 月 12 日，人类历史上诞生了一个新的里程碑——基普乔格以 1 小时 59 分 40 秒的成绩，首次让马拉松完赛时间进入了 2 小时以内，这无疑是一项壮举。作为对比，一般业余参赛者的马拉松完赛成绩通常是 4 ~ 6 小时。

如果套入"速度 × 时间 = 路程"的公式，基普乔格的完赛时间是设定好的（2 小时以内），所需完成的距离也是预知的，那么就可以得知他对应的速度水平。

在基普乔格挑战"破 2"的过程中，他的前方一直有一辆汽车，用激光在地面上投影出一条横线，对应的是以 1 小时 59 分完赛的配速。基普乔格需要做的是让自己保持速度，跑完全程。

目标的设定模式有两种，一种是"高手模式"，也就是像基普乔格那样，首先确定自己要在 2 小时内完成一场马拉松，然后倒推出配速水平，接下来要做的就是让自己尽全力保持这个速度。

"高手模式"的目标设定显然更适合高手——首先你得有能力达到这样的速度，并且是在整个过程中保持这样的速度。事实上基普乔格的马拉松配速水平，甚至比普通人百米冲刺的速度还要快。而且，即便对于高手来说，这样的模式完成起来也并不轻松，基普乔格在 2017 年也挑战过一次"破 2"，结果以 25 秒的差距留下了遗憾。原因在于，在"高手模式"下的速度水平，是具有一定挑战性的，因为它是从结果出发，根据主观意愿确定的，而非源自实际的行动力和能力水平。

对于一般的跑步爱好者，参加马拉松的目标通常就只是到达终点。至于完赛所需要的时间并不那么重要，在很多沿途风景不错的马拉松赛道上，我们甚至能看到业余参赛者在中途停下来拍照留念。这便是"业余模式"的目标——以到达终点为首要目标，选择一个不痛苦的、可持续的速度来完成。

如果把减肥比作马拉松，显然你至今没有一次能够到达终点，问题在于，你明明就是"业余选手"，却总是用"高手模式"的目标参加比赛，于是在过程中不得不强迫自己维持远远超出身体负荷的速度水平，不仅提高不了多少成绩，还会提前透支体力，打乱节奏，最终导致无法完赛。

其实，"时间"完全是一个我们可以利用的变量，甚至可以说是我们的"武器"，奈何过去我们一直用它伤害自己。根据上面的公式，即便保持一个较低的速度，增加"时间"，也同样可以走过一个较长的路程。就像龟兔赛跑里的乌龟，只要持续爬行的时间足够久，最终总会到达终点。

话说回来，兔子为什么输掉了比赛？当然我们可以说它骄傲、自负，但没人会质疑它的能力，也许兔子并不会觉得自己输了，毕竟它的速度明明比乌龟快那么多。在兔子心里，当远远超过乌龟的时候，就已经认为自己赢了。而问题在于，兔子没意识到这场比赛的首要目标是到达终点，然后才是速度的比较。

你看，有时候成败并不是能力问题，而是策略问题。选择"业余模式"的目标，并不是否定自己的能力，只是选择一种更适合完成目标的策略。

这个世界上不存在（也不应该存在）所谓的"减肥高手"，减肥从来不是一场比赛，"高手模式"的目标设定方式并不适用于减肥，或者说没必要这样做。每个需要减肥的人都是"业余选手"，对你而言，**减肥的目标一定是让减肥计划长期持续，最终到达终点，瘦身成功。这意味着你选择的减肥方式，必须服务于这个目标。**

在龟兔赛跑的故事里，我们赞扬乌龟的坚持不懈。其实乌龟不停地向前爬，是因为它只能依靠这种方式获胜，毕竟跟兔子相比，爬得快一点慢一点改变不了什么；而兔子想要赢，则必须根据比赛的获胜条件选择一个有效的策略，合理分配体能才可以到达终点。

是做一只持续前进的乌龟，还是做一只无脑冲刺的兔子，都很简单，难的是做一只"龟速前进"的兔子，有策略地主动选择慢下来，才是大智慧。

4.4 慢，就对了

"时间"对于减肥来说，是至关重要的一个因素，因为它直接决定了减肥的阻力和难度，甚至决定了减肥过程的快乐程度。所以如果你把时间作为一个变量，好好利用它，减肥会变得更加轻松、愉悦——是的，减肥的过程可以是轻松的、愉悦的。

另一方面，时间又是最不重要的一件事。我瘦了 60 斤，现在我是个"瘦子"，而我减重 60 斤所用的时间，刚好是 300 天。事实上，极少有人关注过我瘦下来所用的时间，我猜你看完上面这句话，真正关心的也只是我的瘦身方法。

人们只会关注结果和变化，当然，你也只会因为一个好的结果（也就是变成"瘦子"）而受益。参加一场马拉松的结果，对于业余参赛者来说只有"完成"和"未完成"两种。减肥的结果也只有"瘦下来"和"没瘦下来"两种，至于我们瘦下来所需的时间，没人会去在意。

就像你在社交平台上看到朋友完成了一场马拉松，你关注的会是他跑了 42.195 公里，而不是他的完赛时间——绝大多数人对马拉松的完赛时间、平均配速之类的数据都没有概念，只有参赛者会把完赛时间作为成绩。其实，完成一次马拉松本身就已经是一个很好的成绩（甚至成就）了。

我们明明只是想瘦下来，却总是要给自己规定一个时间期限。问题在于，**瘦身所用时间的长短，并不会影响结果的展现形式，余生那么长，我们只要在可预见的时间里成为一个"瘦子"就可以了。**你无法决定，也不该去决定自己需要多少时间才能瘦下来，这件事情不受我们掌控。

巧的是，正在我写这个章节的时候收到一条知乎私信，信中说他运动了一段时间，腰围从最初的 78 厘米降到现在的 75.5 厘米，但是太慢了，问我有没有办法可以在一个月内把腰围降到 70 厘米。(你看，这又是一个"高手模式"的目标。)

人们总是担心太慢，想要迫切地看到瘦下来的结果。其实，"慢"不是一个应该去解决的问题，反倒是我们要对"快"有所警惕。慢，说明可持续，也代表着一个较高的减肥成功概率。

如果一切问题都只是时间问题，那么说明它根本不是问题。在这样的状态下，你要做的，只是保持前进的状态，享受沿途的风景，还可以像马拉松业余参赛者一样，途中拍个照片留作纪念。一旦你开始思考"我还要多久才能瘦下来"，说明当下的状态是你并不享受的，你想要尽快从中逃离，结束"苦海"。

试想一下，如果把你过去那些"月瘦 10 斤"的目标，改成"我要用 300 天瘦 10 斤"，是不是执行起来会轻松很多？**拉长时间预期，是降低一件事的难度（阻力）最简单也是最直接的方式，同时还有助于我们保持一个积极的状态。**在宽松的时间下，我们更容易放平心态，享受过程。如果心里有一个倒计时，我们便会因为心急，更加关注结果和进度，甚至误入歧途。

就像在上班的路上，发现就要迟到了，你会急匆匆地开车，焦急地等待红绿灯，一直看时间，你会要求自己开得更快，不停地并线、超车甚至违反交通规则。而如果今天休息，只是要去公司拿个材料，开车的过程就会变得悠闲，甚至还会哼支小曲，让自己保持一个轻松、舒适的速度前进。

减肥注定是一个很长很长的旅程。所以，从现在开始，放弃一切时间限制吧，你不需要它们，老实说，你也很难在规定的时间里瘦下来。

如果必须设置一个时间目标，就把它设为 300 天吧。300 天并不短，但也没有你想得那么长，回想一下你过去花在减肥中的反反复复的时间，肯定也不止 300 天了。最重要的是，这样的时间预期会大大降低减肥难度，让减肥的过程不再那么痛苦，甚至变得轻松，如图 4.3 所示。

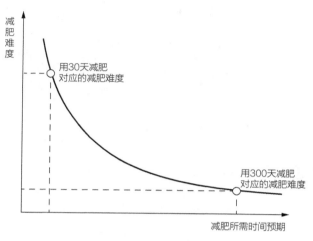

{图 4.3}

当然，你未必真的需要 300 天，但一定要有这样的心理预期，在心理上接受：减肥这件事至少需要 300 天才可以完成。现在，你可以翻回到第 2 章，找到你当时写下的时间目标，然后划掉那个数字，在旁边写下"300 天"。

第 5 章

持续减肥的策略

减肥很难，那就想办法把它变得简单。

减肥无法长期持续的原因，在于阻力太大。伽利略说，如果把阻力降到无限小，趋近于 0，具有初始速度的物体就可以一直保持前进的状态。现在我们知道，通过利用"时间"这个变量，拉长时间预期，可以显著地减小减肥的阻力（难度），接下来要做的是找到一个合适的"速度"前进。

过往我们思考的是"做什么可以更快地瘦下来"，而更重要的问题其实是"做什么可以做得更久"。鉴于现在我们几乎有无穷尽的时间，"瘦身计划"中的每日目标，就要进行相应的调整。

现在，结合你的实际行动力，写下一个你可以每天做到的不需要动用意志力坚持的每日运动目标吧！你可以花点时间思考，但一定要在写下这个目标之后，再阅读下面的内容。

5.1　拿什么确保你的目标长期执行

写完上面的目标，是不是感觉很不错？似乎减肥又可以有一个新的开始了。

那么，现在、立刻、马上去完成上面的运动计划，然后再往下看吧。

等等——此时此刻你心里是不是有些"奇怪"的声音冒了出来？

"正在看书呢，过一会儿再去运动吧。"

"都换好睡衣了，怎么运动？"

"今天累了一天了，现在应该好好休息。"

"饭都还没吃呢，先吃饭吧。"

"晚会儿朋友约好了一起出门，现在来不及运动了。"

所以，现在你不会去完成上面写下的那个运动计划，对吧？那么明天呢？后天呢？下周呢？下个月呢？一年后的今天呢？

我敢保证每一天你打算运动之前，那些声音都会在你耳旁围绕，给你一万种现在没办法运动的理由。而你去运动的原因就只有一种——你想减肥。

老实说，一两天不减肥似乎也不会带来什么严重的后果，你想要运动的动机总是"势单力薄"。于是经过无数个"明天再说吧"，你的运动计划再一次不了了之。很抱歉，我给你泼冷水了。可这的确就是未来你会遇到的问题。与其在开始执行之后因此困扰，不如一开始就解决问题。

别忘了，我们这一次减肥可是打算用 300 天完成的，也就是说，你订下的运动目标，关系到未来几百天的生活状态。那么你拿什么保证，这个目标能够长期持续呢？我指的"长期"，意思是明年这时候，你还能够每天执行这个运动计划。

我知道，你完全可以马上换好运动装，完成今天的运动计划。可我们已经来到了第 5 章，所以不要再告诉我，你有决心、有信心、有强大的意志力了。过去无数次的减肥经历早已证明：意志力可以完成一两天的既定目标，但很难长期持续。当然，我必须再说一次：坚持不下去，并不是你的问题，而是瘦身计划本身的问题。

我们在确立瘦身计划的时候，为了尽快实现目标，往往会优先考虑速度和效率，而忽略了自己真实的行动力，或者说把一切交给了意志力。问题是，你的计划假定的是你在**理想状态下的目标**——比如一个精力充沛、元气满满的周日早上，你当然不介意做点运动。而实际的情况是，你总会遇到各种阻碍，别说每个月总有那么几天了，每个星期都有那么二三四五六七天，你的状态是不符合预期的。

想象一下今天加班到晚上八点，晚饭都还没吃，累得要死，回家可能还一堆事……又或者今天约了朋友出去，到家已经十点多了……这些情形下，你的运动、阅读、写作、学习等目标还能完成吗？

我们过去设定的目标，往往就是因为遭遇各种糟糕的、不理想的状态，拖延一天、两天，直到最后不了了之的。也就是说，**运动计划能否长期持续，关键在于在你状态最差的情况下，你是否能够执行，是否想要去执行。**

所以你需要的是一个心理上不抗拒、执行难度低、所需时间短，以及不需要坚持的目标，总之就是在任何糟糕的状态下，都可以轻松完成的目标，也只有这样的目标，才能确保你的运动计划长期持续。

伽利略的实验告诉我们，每当你觉得难以前行时，就把阻力降低，也就是说，把你的每日运动计划进一步缩小，小到可以轻松地完成，就可以有效提升可持续性。其实，不做任何需要坚持的事情，也是完全可以减肥成功的。

5.2　舒舒服服地减肥，是我的底线

是时候讲讲我的故事了。

我从小就一直比较胖。看着自己鼓起来的肚子，我也会自卑，也很想瘦下来，但从没成功过。和无数人一样，我也看过很多减肥方法和瘦身计划，但要么方法太难，要么没动力去做。

就这样，在无数次减肥失败以后，我不想再减肥了。我开始

接受自己是一个"胖子"，然后以一个"胖子"的身份开心地生活。当然，如果有一种魔法可以让我下一秒就变成一个"瘦子"，我肯定会选择做一个"瘦子"，毕竟谁都喜欢拥有更好的身材、更好的体能、更好的外貌，但是我知道一切都太难了。

我是那种如果认定一件事情超出自己能力范围之后，就接受现状，不会再为之努力（至少不会做同样的尝试）的人。对于各种减肥成功的逆袭故事，我并没有太多感觉。我并不是一个上进的人，"努力坚持减肥"对我来说，就像是眼前有一个工作机会，可以把收入提高 10 倍，但条件是每天只能睡一两个小时……我会觉得，好吧，我现在过得也还不错，不是非得要拿那么高的工资。

所以与其纠结每天的饮食，强迫自己去做短期内根本看不到成果的运动，我决定开始接受自己是一个"胖子"，然后开心地生活。周围的人开始叫我"胖哥"，领导叫我"陆胖"，作为一个内向且慢热的人，那是我相当自信的一个人生阶段。

不过，胖这件事，还是带来些许不便的。

我从很小的时候就有较为严重的腰肌劳损，久坐、久站之后，腰都会疼痛。随着体重进一步增加，我腰部的负担变得更重，走路的时间稍微久一点，腰就会不舒服。其实，我自己并不太在意，因为这么多年的肥胖经历让我早就清楚自己的体能状态了，走不动就不走了。但当跟朋友一起出行的时候，麻烦就大了。

我到现在还记得，很多年前我跟朋友结伴去香港的时候，几天的行程走下来，已经让我的腰疼痛不已。最后一天我们决定去海港城逛街，还没到中午，我的腰已经痛得没法走路，站也痛，坐也痛，整个背部几乎麻木了，只能慢慢地走，走两步还要停一下，同行的朋友只能等我。后来我们找到了一处户外的休息区，我坐在那边，觉得自己是个累赘。

这件事对我打击特别大，因为我很不喜欢麻烦别人，更不能接受自己拖累别人。这是我第一次意识到自己的身体状况是个问题，但还不足以给我很强的动力去减肥，我也不认为减肥能够解决腰部的问题。

我家里有一个电子秤，但自从电池没电后，我就再也没用过它。有天我老婆想要称个体重，就更换了电池。我带着一丝好奇，也走上了体重秤。

虽然我已经接受了自己是个"胖子"，但当体重秤上的数字接近 200（斤）的时候，我的心底还是有一丝震撼的。我意识到我必须得做点什么了，至少，要让自己的身体素质变得好一些，不再成为一个累赘。

过去我尝试过少吃点，管住嘴，可是越是要管住嘴，越是想吃。我甚至也动过吃代餐的念头，但在那个年代，代餐实在太贵了（现在更贵了）。当然我也想过去跑步，可是跑步对我来说真的太难了，我曾坚持跑过两个月，但并没有什么成效。

总而言之，我很清楚自己当时的情况不允许我通过传统的减肥方式瘦下来，我没能力管住嘴，更没能力迈开腿。于是开始减肥前，我就订好了规矩：只做自己能做到的事情，不做任何不想做的事情，特别是在饮食方面，绝对不委屈自己。

我甚至没有任何减肥目标，或者说我唯一明确的目标就是——不做任何内心抗拒、需要坚持的事情。我觉得自己并不是非得瘦下来，而且客观来说，接近 200 斤的体重在我看来也的确很难减下来了，我只想稍微强壮一些，改善体能状态，尽量不拖累其他人，所以，舒舒服服地减肥，是我的底线。

当时我想到了十几年前买过的一本书，叫作《清晨 8 分钟》。书中给出一套运动计划，每天只有两个动作，基本几分钟就可以完成。我决定从它入手，每天只做这些简单的动作。

偶尔心情好，我会多做一些，但绝不把更多的运动量当作目标。我很清楚，这是超水平发挥，仅仅是因为我今天想多做点，没准明天很累，很疲惫，就不想做这么多了。保持这样舒舒服服的状态，想做就做，能减就减，减不掉，至少我的身体素质会好一些。

结果是，这样极少的运动量、轻松的过程、不强迫自己的状态，让我第一次把减肥这件事持续了一个月、两个月、上百天……300 天，我第一次瘦身成功了。具体的方法我们会在后面的章节讲到。此时此刻我想告诉你的是，**减肥成功的关键，并不在于运动强度有多大或每天能少吃多少，而在于你可以把这件事持续多久。**

我看过很多人发来的减肥经历，我由衷地佩服他们曾经做到的事情，抛开是否健康有效，能够做到长期节食或是坚持每天运动 1 小时的人，意志力绝对是高于平均水平的。如前文所说，我是个不喜欢逼自己的人。正在看这本书的你，不论是意志力还是执行力一定都在我之上，所以我能做到的事情，你也一定可以做到。

并且，你减肥的客观难度，也一定比当时接近 200 斤的我要低得多，所以你一定也可以瘦身成功——前提是，把减肥持续到底，持续到你瘦下来的那一天。而一切的关键在于，不做任何自己不想做的事情，把减肥的过程变得尽可能简单，让自己能够长期做下去，就像每天刷牙一样。

我瘦下来之后，几乎是第一时间在知乎分享了我的完整理念和方法，后来又编排了一个每日运动计划，分享在"乐天瘦身"微信公众号。我的运动计划很简单，每天只需要几分钟即可完成。随后我收到大量的反馈留言，说感觉很不错，很久没有持续运动这么久了。也有人把它当作一种新的减肥方式去尝试，认为我的运动计划太简单了，于是又自己增加了很多运动项目，并且配合了饮食的控制。但一段时间以后，他们告诉我打算从头开始……

其实，重点并不是我的运动计划本身，而是让运动长期持续的一种策略。过往我们一次次减肥失败，是因为运动量不够吗？恰恰相反！看起来很不错的运动计划，往往难以持续。正当我在思考如何让人们彻底接受"少就是多"的时候，我看到了一位朋友发来的留言反馈，说我的理念跟《微习惯》一书很像，于是我马上读了这本书，我发现作者比我"极端"多了。

最初他也是经历过无数次减肥失败，和我一样，他选择了"不再坚持"这条路。不同的是，他给自己设定的每日运动目标，比我还要小得多。他的目标仅仅就是：每天完成 1 个俯卧撑。

最终他减肥成功了，还把这种策略应用于生活，改变了无数人的生活方式。讲到这里，聪明的你应该发现了，其实在第 2 章中我们的当日阅读目标，就使用了这个策略，并且我敢说，对于很多没有阅读习惯的朋友们，这段时间每天的阅读量会比平常高出很多。

5.3 少就是多

如果你现在的每日运动目标，连门都不用出，仅仅是完成 1 个仰卧起坐，是不是超级简单？事实上你现在就可以马上做 1 个仰卧起坐，然后再往下看。我知道，你会说"这样的目标我当然可以完成，但这怎么能减肥呢？"

你似乎已经忘记"目标"存在的意义了——目标就是用来完成的。通过不断地完成目标，创造成就感，让人感到快乐，才是它存在的意义。那些难以完成的目标，只能叫作"挑战"，就像基普乔格挑战马拉松跑进 2 小时一样。

作为减肥的"业余选手"，我们的目标就只是减肥成功。**减肥里不需要存在挑战，也没什么好挑战的，具体到每天的运动目**

标，就该是实实在在的，触手可及的。你运动的目的并不是消耗更多卡路里，也不是完成特定的时间、距离、组数，运动的核心目标有且只有一个——让自己每天都能去运动，享受运动。

我当然知道，从结果的角度讲，在健身房练 1 个小时，肯定会比在家完成 1 个仰卧起坐要好。问题在于，你不可能每天都去健身房，也不可能每天都在健身房练 1 个小时，而你每天都可以在家完成 1 个仰卧起坐。甚至晚上睡前，躺在床上都可以完成。

单纯作为目标来说，"每天在家完成 1 个仰卧起坐"必然要比"每天在健身房练 1 个小时"完成起来更加轻松，也能够持续更长的时间。

上一章我们聊过减肥的主观难度，当人们想完成一个很复杂、很辛苦的目标时，会预先在大脑中评估这件事的难易度，如果很难，则会抗拒，完成这件事也就需要意志力的协助。

如果把目标变得很小、很简单，那么你的大脑会觉得去做一下也没什么，减肥的主观难度就得以大大降低。这听起来有点像在"作弊"，事实上你就是要欺骗大脑，用一个小到可笑的目标绕过大脑的防备，让你能够行动起来，去执行一件事。

当你不想做 1 个仰卧起坐，或者完成起来很吃力，那么你可以让自己平躺下来，微微卷曲身体，感受到腹部用力，就可以了。你也许会感受到腹部肌肉的紧绷，感觉还不错，那么就让自己多持续一秒钟看看？如果做了一下觉得也没什么，那么再做一下试试？就是这样"连蒙带骗"地让自己轻轻松松地完成了今天的运动计划，甚至做了更多的组数。

长期持续一件事的关键，在于它本身要足够简单，而我们能做的，就是尽可能降低它持续执行的阻力。现在我们再回想一下本章开头你写下的每日运动目标，显然它不足以长期持续下去，我们需要结合自己的实际行动力，让它更小一点，更可行一点。

方法很简单：把你的目标缩小到原来的百分之一，或者说最小的一个单位就可以了。比如你每天计划跑步半小时，现在就只是每天跑步 1 分钟。每天想做 8 组力量训练，现在就只是选个动作，完成 1 次。

我知道，这看起来很可笑，甚至难以接受。但这样的目标，你就很难拒绝了，不是吗？这就是你的新目标，也是你实际可持续的，不论任何时候都能够完成的目标。在《微习惯》一书中，把这样经过缩小后的目标叫作"微目标"。

做一件事最难的部分，往往是"启动"的过程。就拿跑步来说，跑起来以后，从第一公里到第二公里的过程并不难，甚至越跑越轻松，真正难的部分是你决定现在、立刻、马上换好衣服，穿上跑鞋走出门。

牛顿第一定律告诉我们：任何物体都要保持匀速直线运动或静止状态，直到外力迫使它改变运动状态。当你静止的时候，需要一个外力才会开始改变静止的状态。而当你开始运动之后，便很容易保持这个状态。

同理，在开始做一件事之前，完成它的阻力是最大的。设定微目标，降低了开始一件事的阻力，以及我们心理的压力和抵触。我相信你在使用每日阅读微目标看这本书的时候，也会有这样的感受——虽然目标仅仅是看一句话，但你通常会主动想看更多，并且过程也不会感到难受。

微习惯，更多来讲，是一种策略，而不只是设立一个微小的目标。理解这句话很重要。

5.4 这点运动有用吗

你心里肯定在想，完成这种目标当然没问题，可是这点运动怎么减肥？

其实，制订每次运动半小时、1小时的目标，然后三天打鱼两天晒网，真的不如每天运动几秒钟有意义。并且，做1个仰卧起坐，就有做1个的效果。更何况，运动的瘦身效果跟单次运动时间的关系，并没有我们想象得那么大。保持每天运动的状态，才是最重要的。

此外，这只是你的目标。如果你完成了1个仰卧起坐，还想再做1个，甚至再做10个、20个都可以，**目标只定义你每天运动的下限，而并非一个限制，你随时都可以超额完成。**

明白了吗？你的目标很小，但它不是一种限制，没有任何人、任何事可以阻碍你超额完成目标。这是一种有效的策略——既保证了可持续性，还会激发人的积极性。想想每天都能完成目标的快感，再想想几乎每天都能够超额完成目标的成就感，是不是很妙？

正如上一章所说，因为我们拥有无穷尽的时间，所以一个小的瘦身计划，也能够让我们最终减肥成功。所以让自己保持前进的状态，让运动计划可持续，才是最重要的。

设定微目标，就是把你原本的目标缩减到 1%，比如做 1 个力量训练，看书中的一句话，等等。你可以尽情地嘲笑这样小的目标，但反过来想，你也没有任何理由不去完成它。**当你的目标足够小，内心不再抗拒，轻易地开始执行之后，也往往会选择继续下去，而即便你就此停下，也对你养成运动习惯推进了一步。**

微目标本来就是要小到可笑，简单到让你无法拒绝，也只有这样，才能确保你在任何状态下都能完成它，让它得以长期持续。

设定微目标的好处是：

1. 每天的目标虽然小，但完成之后的确会带来改变；

2. 每天的微目标会变成一种习惯，让每次开始的阻力越来越小；

3. 你不会体会到无法完成目标的挫败感，反而会通过完成目标甚至超额完成目标得到正向激励。

试想一下，如果每天的目标只是做 1 个俯卧撑、深蹲或其他动作，最糟糕的结果就是你没有超额完成目标。而你没能完成当天的目标，不是因为你意志力差，而是目标还不够小。解决方案也很简单：进一步缩减目标。

你永远不应该在微习惯策略中感到挫败和失败，微目标只有"完成"和"超额完成"两种结果。在执行微目标的过程中，你真正需要注意的并不是只完成微目标本身对减肥有没有用，而是要警惕频繁地"超额完成"。

如果你经常超额完成，你的大脑会暗自提高对"完成"的定义。比如你的目标是做 1 个仰卧起坐，但你往往最终都做了 1 组，甚至更多组，一段时间后，你心中对微目标是否完成的定义，会悄悄从 1 个变成 1 组。意味着如果你没有完成 1 组，你就认为目标没有真正完成——这是我们应该避免的。

一定要明白：**过小的目标不会阻碍你完成任何事情，不去行动、无法长期持续才是你的阻碍。**

完成当天的微习惯也足以培养你运动的习惯，改变你的生活方式。

用多余的精力去超额完成目标，但不是制订更大的目标。

当你发现自己完成基础目标后，没有最初那种成就感时，就要再次提醒自己：你的目标有且只有 1 个。每天完成微目标，本身就是一项壮举。如果你没有经常超额完成，不用担心，更不用灰心。诚实地说，你本来就没那么爱运动，不是吗？

你的目标从来都不是超额完成，你的目标就是基础目标，仅仅完成每日的基础目标，就足够了，而且可以说是了不起的成就了。再小的微目标，实际上都是你克服了重重阻力，才得以完成的。（想一想，我们从来就不需要把微习惯的策略，用在喝水、吃饭这些事情上。）决定展开瑜伽垫，或是换上跑鞋，就已经战胜了过去的你。所以，不论是否超额完成，都要去庆祝每一次微目标的完成，享受完成目标后的成就感。

5.5　行动起来

至此，你掌握了一种可以让运动目标轻松完成，同时让运动计划长期持续的策略，也许你已经在规划自己的运动微目标了，在此之前，还有几点需要注意。

首先，微目标一定是以"每天"为周期的，每天完成微目标，也有助于习惯的养成，而且不容易轻易中断。你不需要每周安排休息日，因为每天的微目标完成起来根本不吃力，而且也不会成为生活中的负担。如果会，那么就进一步简化目标。

其次，微目标的内容要足够具体，如果你想让自己多运动，每天的目标不应该是"去运动"，而是具体的项目及数量，比如"做 1 个卷腹"。

最后，微目标的策略当然可以用于日常的生活，我想如果你一直在完成每日阅读微目标，应该也能体会到其中的神奇之处吧。需要注意的是，你同时进行的微目标最好小于三个，对于现阶段来说，或者说在减肥成功之前，我都不建议你设置其他微目标。你的精力有限，较少的微目标会让你更有可能超额完成，更有助于长期执行下去。

我知道，你现在一定信心满满地想要设定自己的第一个运动微目标了，毕竟看这本书是为了减肥嘛。不过，我希望你暂且放下这个想法，我会在第 7 章详细聊到与运动相关的内容，在此之前，我先帮你设置一个运动的微目标吧——**每天完成 1 个卷腹**。（你可以上网搜一下这个动作的要领和图例，注意它跟体育考试里的仰卧起坐不一样。）

那么现在，你就可以马上完成今天的微目标——做 1 个卷腹了。完成之后，再阅读下面的内容吧！你当然可以做更多，但永远记住目标本身就是做 1 个卷腹，也就是说，当你做完 1 个卷腹的时候，今天的微目标就已经圆圆满满、完完整整、切切实实地完成了。在此之后完成的数量，都是对微目标的超额完成，都是伟大的壮举。

如果你觉得没有任何动力去完成微目标，甚至觉得抵触，觉得这是一种生活的负担，一定不要想"这么简单的目标都没法完成，我真没用！"你要做的，是进一步缩小目标。

比如你今天实在不想做卷腹，或者卷腹对你来说完成起来有些难度。那么就把做 1 个卷腹改成：每天找个瑜伽垫躺平，做好起始动作。或者换一个你能够完成的类似动作，比如（半）深蹲、靠墙静蹲等。

记住，你的微目标应该是每天都可以轻松完成的目标。这意味着哪怕一天无法完成，或者觉得今天该休息一下，都说明你的目标还不够"微"，此时你应该进一步缩小目标。一定要相信微目标的魔力，还有大脑的神奇。哪怕你每天的目标仅仅是做个姿势，总有一天，你会想去完成这个动作，而且相信我，这一天来得一定比你想的要早很多。

也许你的自尊心和信心会告诉你，这太"弱智"了，怎么可能需要分成这么小的目标。但别忘了，每一个重大的成就都来自一个微小的步骤。一个小到可笑的目标并不影响你的雄心壮志，更不会拖累你的瘦身进度，它只是你每天完成的下限。

正如《微习惯》一书的作者所说："推进一件事发展的是你的行动，哪怕只是 0.01% 的完成度，都大于 200% 的决心和信心。"

在执行微目标的过程中，定期评估一下：完成每天的微目标是否是一种负担？做起来是不是超级简单？一旦你觉得有一丝负担，那就毫不犹豫地把目标再一次缩小。

5.6　追踪微目标

从能力上来说，这样简单的目标如果没能完成或者没能持续下去，几乎是不可能的——没有不能完成的微目标，除非它还不够小。但在实际执行过程中，每天的微目标的确还是有一定可能中断或没能持续下去的。原因并不是它不够简单，而是我们忘记了。

所以你需要设定一个提醒，思考一下一天之中你比较空闲的时间段，或者说完全属于自己的不会轻易被其他事情干扰的时间段（比如早上起床后），在手机上设置一个每日提醒，然后准备一个笔记本，还记得我们在第 2 章的阅读目标记录吗？现在你需要增加运动微目标的记录。

在日期、阅读一栏下方，写下"运动"，然后用对钩代表完成，用星形代表超额完成。当然你可以记录超额完成的具体数量，甚至多画几个星形、感叹号来自我鼓励（我就是这么做的）。

每天完成微目标之后，都在笔记本上记录一下，还可以顺便记录一下清晨的体重。记录体重的目的仅仅是让你更了解它的波动，获得误差更小的数值，然后在未来收获成就感。你的体重并不会因为开始执行微目标而获得迅速可见的下降，别急，慢慢来，我们有 300 天呢。如果你很容易被体重波动影响，则跳过体重的记录。

当前你每日的记录项目是：

日 期：＿＿＿＿＿＿＿＿＿＿＿＿＿＿＿＿＿＿＿＿＿

阅 读：＿＿＿＿＿＿＿＿＿＿＿＿＿＿＿＿＿＿＿＿＿

运 动：＿＿＿＿＿＿＿＿＿＿＿＿＿＿＿＿＿＿＿＿＿

（可选）体重：＿＿＿＿＿＿＿＿＿＿＿＿＿＿＿＿＿＿

你完全可以把冒号前面的文字去掉，只是单纯地按照格式写下记录内容，微目标的项目可以缩写成一个英文字母，比如阅读用 R 表示，运动用 S 表示，然后按完成情况打对钩或者画星形，如果超额完成，就写下具体的数量。反正，怎么简单怎么来，你自己看得懂就够了。简单的格式大概是这样：

> 2021.2.16
>
> R　☆　看了一小节哦！
>
> S　✔　做了卷腹，腹部发力的感觉还不错！
>
> 100kg

我强烈建议你使用实体的笔记本和笔记录这些内容。尽管现在有很多设计精美的 App，但当你拿起手机，面对让人眼花缭乱的社交、娱乐 App 时，相信我，你多半没有任何欲望和动机开启那个用来记录你减肥相关内容的 App。

把实体的笔记本放在你平时能看得到的地方，你会偶尔拿起来翻阅。而一个 App，在你打开它之前，永远都只是一个图标。我当时就是用实体笔记本完成运动规划以及情况记录的，还有体重、饮食等部分，都用它做了记录。我到现在还留着那个笔记本，这会是一个实实在在的纪念品。去挑选一个你喜欢的笔记本，开始记录吧！

第 **6** 章

像刷牙一样去运动

你一定已经无法意识到，刷牙这件事有多枯燥了。特别是如今这个时代，刷牙意味着眼睛要从手机屏幕上离开，在卫生间度过人生中一片空白甚至毫无意义的几分钟……但即便如此，我们依然会每天刷牙。

　　运动为什么不能像每天刷牙一样？带着这个问题，往下看吧。

6.1　你为什么要刷牙

你为什么每天都会刷牙？你也许会列举出很多刷牙的好处或者说这是牙医的建议，但这只是你"要"刷牙的"官方说辞"，坦白说，除非牙齿遭遇病变，没有人刷牙是为了保护牙齿。大多数人刷牙并没有太强的目的性，更多是因为如果不刷牙，会觉得少了点什么，甚至浑身难受，难以入睡。

刷牙是绝大多数人每天都要做、不做就会难受的事情，而且最重要的是，这件事从来不需要坚持，不需要动用意志力。最根本的原因是，刷牙已经成为一种习惯，你"想"去刷牙。

习惯，可以使一件事情变成你每天都去做的日常行为，心里不会有抗拒。而坚持的事情，必然是你不想去做的。依赖意志力，当然可以让你做原本不想去做的事情，但最终能够坚持多久，完全取决于意志力的储备，当意志力耗尽，你依然会回到原本的行为模式。

此外，停止一件正在坚持的事情，你会觉得松了一口气，因为这本来就不是你的惯常行为，而停止一个习惯，反而比继续下去要难。我到现在还记得，高中时在同学家过夜，因为没有多余的牙刷，我就把牙膏挤在手指上刷牙……

如果一个行为养成习惯，我们的日常状态就已经是"理想状态"了，不需要维持，也不需要动用意志力，如表 6.1 所示。

表 6.1　习惯 vs 坚持

	动机	内心意愿	停止行为后感受	可持续时间
行为	习惯	想去做，主动执行	不舒服、不习惯	长期
	坚持	不想做，被动执行	舒服、解脱	取决于意志力储备

既然过去无法把减肥坚持到底，不妨换个思路，不再努力"坚持减肥"，而是试着"把减肥养成习惯"。把持续减肥的动力，从意志力改变为惯性。那么如何养成习惯呢？或许我们能从刷牙中获得些许启示。

6.2　如何养成刷牙的习惯

刷牙并不是一项与生俱来的行为，而是人们后天习得，并成功养成习惯的一件事。

对于婴幼儿来说，父母培养他们刷牙习惯的过程大概是这样的：起初只是做做样子，买一种套在手指上的模具当作牙刷，然后让宝宝张开嘴巴，在牙床上简单刷两下就足够了，甚至不需要牙膏（其实也没有几颗牙齿可以刷），只要让孩子知道每天早晚我们需要做这件事。

随着牙齿一个个长出来，就可以把手指牙刷换成儿童牙刷了；再大一点，可以加入儿童牙膏；最后才告诉孩子要刷哪些位置，让他们尝试独立完成刷牙。

小孩子是听不懂那些不刷牙的种种后果的，他们只知道我现在要吃糖果，只想现在马上吃到糖果，至于以后会不会蛀牙、牙齿会不会变黄……管他的呢。如果一开始就逼迫小孩子学会大人标准的刷牙方式，他们必然会抗拒。（天知道让一个低龄的孩子乖乖配合是多么困难的一件事。）事实上，孩子能够接受把嘴巴张开，让一个莫名其妙的小棍子伸进嘴巴里摩擦牙齿，已经很棒了。

在婴幼儿时期，小孩子肌肉的力量、身体的协调能力、认知能力，都不足以按照大人的预期去完成一次正儿八经的刷牙。所以当大人试图教小孩子学会刷牙的时候，一定要结合他们当下的能力，在他们接受的范围内，使他们完成刷牙行为。

从小孩子学习刷牙的过程，可以得到的启示是，**把一个新行为变成习惯，需要：结合当前的实际能力和接受度，尽可能减少阻力、降低难度、多次重复。**

把减肥计划变成习惯，操作的方式也是一样的：结合实际的执行力，把减肥的阻力尽可能降低，定期重复。比如上一章讲过微目标策略，就可以有效地用在习惯养成上。

但这还不够。

我们家的洗衣篮经常是堆满了才会有人把衣服拿去洗，不管是我还是我老婆，如果完成了这件事，一定会跟对方宣告"我今天洗衣服了哦！"然后另一个人一定会调侃一句"说的好像跟你亲手洗的一样，不就是放进洗衣机嘛！"

感谢科技的发达，我们再也不用在池塘边用木棒拍打衣服了。如今洗衣服这件事真的太简单了，洗衣机会搞定一切，人们所要做的只是把衣服扔进去。但在我家，除非两个人都没有衣服穿了，或者洗衣篮已经再也堆不下了，不然谁都不会主动去洗衣服。

把衣服放进洗衣机很简单，可是之后还要倒洗衣液、消毒液，等衣服洗完了，还得放进烘干机或者挂在晾衣架上，衣服干了以后还要收纳到对应的衣柜里……

不想洗衣服，不是因为洗衣服的过程不够简单，而是整个过程没有什么值得期待的，洗完衣服也没什么值得开心的，只是一个枯燥无味的任务。我们只会因为"再不洗衣服就没衣服穿了""衣服再堆在篮子里就要发臭了""昨天的衣服已经在烘干机里放一天了"之类的原因，被动地去做这件事。

这跟刷牙好像又不太一样：人们早晚刷牙，并不是因为今天如果不刷牙，牙齿会马上变黑或蛀掉，仅仅是因为人们主动想要完成一次刷牙，更重要的是，不刷牙的话会不舒服。相比之下，我不会主动把衣服放进洗衣机，即便晚洗一天衣服，也不会难受，甚至还会因为又成功拖延了一天感到开心……

所以，再简单的事情，如果内心不想去做，也难以养成习惯。鉴于如今每个人都已经有早晚刷牙的习惯，我们不妨看看这一习惯的"缔造者"——牙膏厂商，是怎么做的。

6.3　牙膏厂商的"套路"

人们普遍使用牙膏刷牙、养成每天早晚刷牙的习惯，不过是近几十年来的事情，这背后有政府及卫生组织的宣导，更离不开牙膏厂家的"努力"。

如果让你写一个牙膏的广告，你会怎么写呢？在我儿时的记忆里，电视上的牙膏广告大部分都跟"预防蛀牙"有关，我到现在都还记得那句广告语："我们的目标是——没有蛀牙！"当时在国内销售的牙膏品牌，甚至成立了一个名叫"全国牙防组"的非官方组织来宣传和认证牙膏的防蛀效果。总之，一切牙膏的宣传都围绕着防止蛀牙的效果。

我的牙齿一直都很好（谢天谢地），如果不是为了拔两颗水平阻生智齿，我这辈子应该都不会跟牙医有任何交集。所以，电视上描述的那些蛀牙造成的种种问题，对我来说太遥远了，我完全没有动力为了"避免蛀牙"而刷牙。就像所有人都知道各种肥胖的危害，但除非它真的危害到身体，造成严重的疾病，否则没有人会真正为了健康而减肥。

我们这代人会刷牙，很大一部分原因是生在一个家庭成员已经有刷牙习惯的年代。如果时间退回到一个世纪前，刷牙的人是极少的，自然也就没什么人购买牙膏。在那时的大环境下，一个新兴的牙膏品牌要如何突出重围呢？克劳德·霍普金斯就面临了这样一个难题。

克劳德·霍普金斯是谁？这么说吧，奥美广告创始人、"广告教父"大卫·奥格威说，"如果不把克劳德·霍普金斯的书读上七遍，任何人都不能够去做广告，这本书改变了我的一生。"所以按照辈分来说，克劳德·霍普金斯是广告界的"祖师爷"，而这样一位广告界大佬，最初对于牙膏推广却是拒绝的。

霍普金斯在《我的广告生涯》一书中自述，当时他的一位多年老友，结识了一个配制出牙膏配方的人，这位朋友认为牙膏是一个商机，所以想要找霍普金斯做推广。但一开始他是拒绝的，因为他不知道如何向公众推广这种东西。我猜，在那个年代，推广牙膏就像推广一款药物一样，而且是……治不了任何病的药物。此外，他的朋友还坚持把牙膏的售价定为 50 美分，也就是当时市场上其他牙膏售价的两倍。

当然，霍普金斯最终还是接下了这款牙膏的推广。在他的书中关于这个案例的章节里，第一句话是这么说的："我职业生涯至今最成功的案例，就是推广白速得牙膏。"

在那个全美使用牙膏刷牙的人口百分比只有个位数的年代，人们压根儿没有购买牙膏的欲望，而当时市面上的牙膏品牌，一直在广告中展示如果忽视预防的后果、蛀牙的危害，试图通过"恐吓"消费者达到推广的目的。

霍普金斯说，预防性的产品或措施往往并不受欢迎，特别是类似牙膏这种用于提升个人卫生品质的产品（即便是一百年后的今天看来，也是如此）。因为人们很少思考如何避免灾难，大家的目标总是事业更成功、婚姻更幸福、外表更美丽以及生活更快乐，所以会本能地排斥可能遭受的惩罚，而更倾向于看到能够获得的奖赏。所有人都会不惜一切代价治愈疾病，但很少有人会真正采取行动来预防它。人们缺少的，是一个更好的，使用牙膏刷牙的**动机**。

霍普金斯翻阅了大量的专业文献，在枯燥无味的文字中，他发现了一个"牙垢膜"的理论，于是打算以此作为切入点，宣传这款牙膏可以赶走牙垢膜。广告语是这么写的——"只要用舌头舔舔你的牙齿，你就会感觉到一层垢膜。它令你的牙齿看起来颜色不佳并引起蛀牙。"

通过这样的文案，引导人们用舌头舔舔牙齿，消费者感觉到了所谓的牙垢膜，于是在刷牙的过程中，人们第一次能想象自己在消除、对抗那些有害牙齿的东西。

霍普金斯还做了一个广告：并排放了两张图片，左边是一位美丽的女性，微笑着露出漂亮、白净的牙齿（那个时代的广告是黑白的，所以我只能假设她的牙齿一定是洁白的），右边是同一位女性，正在睡觉；两张图的中间有一行字——"不论你是醒着还是熟睡，牙垢膜都在把酸性物质附着在你的牙齿上，腐蚀你的牙齿"。

霍普金斯大肆宣传"牙垢膜"的概念，让消费者有了一个实实在在的，能用舌尖感受到的"敌人"（实际上这是完全正常的口腔状态），并且使人坚信使用了这款牙膏，就可以赶走这些恼人的东西。

此外，通过分发了不同卖点的优惠券，霍普金斯很快获悉人们更关注牙膏的美白效果，于是他写下了这样的文案——"注意到了吗？周围那么多人拥有漂亮的牙齿。千百万人正在使用牙齿清洁的新方法。哪个女性愿意她的牙齿上有暗沉的垢膜呢？白速得牙膏能赶走垢膜！"

刷牙是一个很简单的行为，但在很长一段世界里，人们并没有养成刷牙的习惯，原因在于刷牙这件事实在让人产生不了多少热情和动力。霍普金斯推广的这款牙膏后来畅销世界 50 多个国家，美国刷牙人数在十年间成倍数增长，很大一部分原因是，霍普金斯通过广告给了大众一个更好的、更正面的刷牙动机。人们开始刷牙，不是为了避免蛀牙，而是为了清除用舌头舔到的牙垢膜，为了让牙齿变得更白、更漂亮——刷牙是为了让自己变得更好，而不是避免口腔健康变得糟糕。

不过，即便是霍普金斯推广的牙膏，其美白效果也不可能是立竿见影的，人们不断回购牙膏，还有另一个原因。

6.4　牙膏的秘密

假设你在刷完牙之后突然失忆了，那么如何确定你刚才刷没刷牙呢？这很简单，只需要哈一口气，闻一下是否有薄荷的味道，或者直接感受一下嘴巴里、牙齿间隙是否有那种清新的感觉。

事实上，这种清新感并不源自牙膏的主要成分。提供清新感，也不是牙膏的本职工作。牙膏的主要成分是摩擦剂和表面活性剂，它们可以更有效地清洁牙齿，这也是牙膏最重要的作用。

有人说，霍普金斯推广的那款牙膏，特别加入了柠檬酸、薄荷油等成分，而当时极少有厂家会这么做。很难考证这是不是霍普金斯的创举（至少在他的自传里没有提到这件事），但是，如今市面上绝大多数牙膏都有这类成分。

人们在使用牙膏之后，会感到口腔清新，而且在舌头和牙齿上会保留一种清凉的刺激感，消费者以此判定自己的牙齿是否刷得干净，或者牙垢膜有没有被清除。

我身边有不止一个朋友，自从用过漱口水之后，就极少刷牙了。他们认为，使用漱口水跟刷牙是"一样的"。因为，漱口水提供了类似牙膏的清新感，让人觉得自己的牙齿已经刷干净了（当然实际上并没有）。其实我们的口腔卫生状况，跟清新感并没有直接的关系，但这种清新感让我们觉得所有异物、细菌、食物残渣都一扫而净，整个口腔达到了一种前所未有的"干净"状态。

最重要的是，一旦尝试过这种感觉，我们会排斥饭后口腔里的干涩、黏稠感，开始主动渴求那种清新的口腔状态，并且认为在清晨、饭后、睡前，只有口腔里保持那样的状态才是"对的"。如果没有获得这样的感觉，就少了点什么，浑身不舒服。此外，为了维护这种状态，刷完牙之后，如果餐桌上还有忘记吃的水果、零食，也会犹豫一下，最终很可能不再去吃了。

牙膏中提供的清新感，让人们觉得牙齿刷干净了，人们喜欢刷完牙之后的口腔状态，于是认为——刷完牙，感觉很好。因为刷牙能够带来这样的结果，所以人们才会去主动刷牙。

清新感，从习惯形成的模式上来说，实际上是一种"奖赏"。当人们开始预期"奖赏"的时候，习惯就形成了。当获得的奖赏越多，人们就越是对执行一个行为充满期待。

由此，刷牙习惯的养成大概是这样一个过程：刷牙可以美白牙齿、清除牙垢膜（正面动机）→刷牙很简单（执行阻力小）→刷牙后口气清新，感觉很好（获得奖赏）→放大刷牙后的好感觉→再次想要刷牙（渴求奖赏）→多次重复→形成习惯。

伽利略告诉我们，把各种阻力减少到趋近为 0，可以让汽车永远保持前进的状态。借助微目标的策略，我们可以有效降低减肥的阻力。一个正面的动机会让你更想去做一件事，而当你尝到甜头，发现奖赏（比如清新感），便会产生一种对奖赏的渴求，于是有了一个向前的额外动力。最终，通过多次的重复，习惯的闭环就形成了。

正面动机→轻松执行→获得奖赏→强化奖赏→预期奖赏→多次重复→形成习惯。

这看起来很简单，可是为什么我们的运动计划难以养成习惯呢？

6.5　动机错了！

把一个新行为变为习惯，首先需要降低执行阻力，把它变得尽可能简单；然后要创造一个正面的动机，让人们有动力去完成它；最后，是创造一种完成之后的奖赏，让人产生渴求，再经过多次定期重复，习惯就养成了。

人们喜欢刷牙的感觉，喜欢刷过牙之后的口腔状态，感到清新、舒服，喜欢会以此宣告一天的开始或者结束。刷牙早已成为我们的习惯，想要主动刷牙，因为刷牙很简单，而且能够带来好感觉——刷牙是一种可以轻易获得好感觉（奖赏）的方式，如图 6.1 所示。

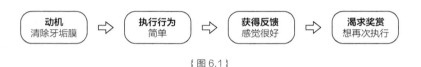

{图 6.1}

在几乎没人刷牙的时代，霍普金斯费尽心思找到了"牙垢膜"这个概念，正是因为"预防蛀牙"这一动机很难勾起人们刷牙的欲望，人们没办法衡量经过这次刷牙，能降低多少蛀牙的风险——也就是说，很难获得真正的奖赏，但通过舌尖和口腔的清新感，人们感受到牙垢膜似乎被清除掉了，于是刷牙这一行为能够获得一个正面反馈，也就是奖赏。

每个人都喜欢做那些轻易可以带来好感觉的事情，一切的关键在于奖赏的获取难度。如果奖赏总是难以获取，人们便会对一个行为缺乏热情甚至产生抗拒，最终只能依靠意志力去执行，如图 6.2 所示，能够获得正面反馈，会让人自发地想要再次执行某个行为。

做一件事的动机，决定了我们会预期怎样的结果（奖赏），而结果是否理

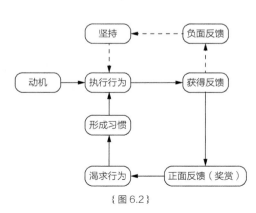

{图 6.2}

想，决定了我们是否会再次想要执行这个行为。

就像如今人们总是无时无刻想要看手机，因为各种社交媒体总是会带来各种新鲜的刺激，而且经过无数次的印证，我们已经知道只要解锁手机、打开某个 App，就一定会有有趣的东西。而且这种有趣变得越来越容易获得——以前需要阅读文字，后来变成了视频，现在还有了更短的视频配合倍速播放。如果从现在开始，解锁手机之后，只能阅读动辄上万字的社科类文献，我想人们很快就会对手机失去兴趣。

在第 2 章的开头，让你写下"我运动的目的是"，我想你的回答一定是减肥或者消耗卡路里之类的——这听起来就像"刷牙是为了预防蛀牙"一样无趣。

没有一个公式能告诉我们，当运动消耗的卡路里累计到达什么数值的时候，就可以成为一个"瘦子"了。我们也无从知晓，一次运动能推进多少瘦身进度。当你以减肥、消耗卡路里作为动机去运动时，首先会选择"燃脂效率"高的运动方式，同时，因为能量消耗大多与时间挂钩，你会试图让运动时间尽可能地久。

各种 App 会告诉你，这次运动消耗了多少卡路里，甚至还会贴心地帮你计算好"消耗了"多少薯片或汉堡，有意无意中，你就掉入了能量收支的"陷阱"里，你会因此觉得体重不降就是自己吃得多、动得少，把体重作为唯一的评价标准和奖赏。

然而，运动后体重的下降，从来就没有那么"理所当然"。每次运动后都想看到体重下降，显然是不现实的，并且体重下降的速度几乎总是低于人们的预期。这意味着，运动之后，人们很难获得预期中的奖赏，自然也就难以形成运动习惯，如图 6.3 所示。

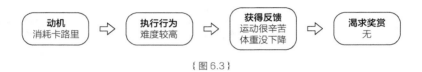

{图 6.3}

解决方案很简单，你需要换一个运动的动机。当然，就现阶段而言，如果说运动不是为了减肥，一定是自欺欺人。但问题在于，一切围绕着能力收支框架下的运动动机，都会让你更容易把运动的奖赏跟体重的变化挂钩，于是你会更加关注体重的下降，甚至变得功利、误入歧途，最重要的是，难以获得奖赏。

你需要一个更好的反馈和评价标准，需要在运动后感受到一个切切实实的"奖赏"，让你主动想去运动，喜欢上运动。当成就感 + 愉悦感 > 付出感时，你的运动计划才更容易持续，运动后也更容易获得奖赏，更容易让运动成为一种习惯。

一切的根源，还是要回到"运动的目的"。

6.6 运动根本就不是为了减肥

这本书的绝大部分章节是在星巴克完成的。在这样的场所，人跟人之间的交谈必然少不了减肥的话题。

比如：

"吃了这个蛋糕，我一会儿得去运动了。"

"你知道吗，星冰乐的卡路里其实很高哦。"

"我好喜欢吃那层奶油，可是又怕胖。"

听到这类对话我最多不过是表现出小小的无奈，最让我煎熬的是听到减肥产品的从业者就能量收支的那套理论高谈阔论，然后再一本正经地聊那些完全不靠谱的减肥产品。

直到最近一周，我终于听到了一个让我很开心的答案。

一男一女聊到瘦身、运动的话题。女生工作很忙，经常加班到很晚。她说自己到家以后，偶尔还会运动一下。男生说："你太厉害了，要是我的话，直接倒头睡觉了。"女生回答："那是因为你没体会过运动的好处，运动后真的很爽。"

听到这句话，我真想起立给这位女生鼓掌！这就是运动的真相！长期以来，运动都被列为是减肥或是能量消耗的方式，又或者用于弥补各种饮食方面的罪恶感，对于很多人来说，运动是一个被动的事情，是不得不去做的，而不是想要做的——就像为了预防蛀牙而刷牙一样。而"瘦子"运动的原因和动机，仅仅就是——运动让人感觉很好。感觉好，才是最重要的事情。执行一个行为之后，人们获得正面反馈——就像刷牙的清新感，才会不断想要去做。

很多人去运动就仅仅是因为运动的感觉很好，而对于绝大多数减肥的人来说，运动并不是一件能让人感觉很好的事情。

特别是打算减肥的人，他们运动大多带有很强的目的性，所以当然也不会享受其中的乐趣。人们没有一个正面的运动动机，原因大致有二，一是因为身体素质决定了运动必然不会太轻松，二是很多人运动的动机是为了能量收支平衡，为了多消耗点卡路里，抵消掉摄入的高卡路里食物。带着消耗卡路里的动机去运动，运动就变味了，生活也变味了。

按照能量收支的理论，如果我吃一份巨无霸套餐，要跑步两个多小时才能"抵消"掉……这日子还能过吗？吃饭就是吃饭，运动就是运动，跟卡路里本不该有任何关系。或者说，绝大多数"瘦子"并没有你想的那么喜欢运动，也不会试图通过运动"抵消"能量摄入。

越是带着这样的观念运动，越是无法让自己感受到运动带来的乐趣，因为你关注的只是卡路里的消耗，默默计算今天的运动量是否可以抵消那个汉堡或薯条，或者祈祷着明天早上体重能够下降多少。

其实运动一直都是一件很爽、很舒服的事情，只是过去你带着不合理的动机，没能感受到运动的乐趣。当你把运动的动机跟减肥脱钩之后，才能在内心不抗拒的前提下，单纯地为了获得快乐而运动，像享受美食一样，品尝运动的滋味。

当你为了好感觉去运动，在运动的过程中自然会找到那些让你感到很好的感觉。你会发现运动的过程很快乐，运动之后会感到身心放松。运动还是很好的解压、抗抑郁的方式。

现在，带着这样的心态，抛开卡路里、运动效果之类的想法，甚至抛开减肥的想法，去完成今天的运动微目标——做 1 个卷腹。

这一次，不要认为自己是在为了减肥而运动，只是单纯地做 1 个卷腹，享受过程中腹部肌肉紧绷、发力的感觉，感受自己的力量。做完 1 个，你很可能想继续做第 2 个，因为肌肉发力的感觉很好，它让你觉得自己充满力量，同时把所有压力都释放了。

如果你不想再做下去也完全没问题，至少你现在知道，运动的过程可以不那么痛苦，甚至是轻松愉快的——这便是运动带来的"清新感"。

运动能够带来愉悦感和成就感，运动是一件快乐的事情——就这么简单，一切跟卡路里无关，甚至跟减肥无关。

我不敢相信我需要写一个章节来把这件事讲清楚。

6.7　运动是催化剂

在之前的章节里，我提到过我家的衣服总是拖到最后一刻才会被放进洗衣机里。后来这件事有了改变——起因就是我开始运动了，而运动之后需要换洗运动服，我通常会在冲澡前后把所有衣服扔进洗衣机。我丝毫不排斥这件事，也不会认为这有什么困难，甚至还顺手整理一下其他东西。没有特别的原因，就是我更有活力了。

我到现在都还记得，在我决定减肥的第二天，完成当天的运动计划后，我去一家经常去吃的饭店吃饭，照例点了培根奶油意面，然后神奇的事情发生了——吃了大概半盘后，我主动尝试把剩下的培根摆到一边，毕竟这不是什么健康的东西——其实一直以来我都知道，只是这一次我开始做出了行动，而且这样的改变不会令我不适，反倒让我获得了一丝成就感。

回到家之后，我把这件事记在了笔记本上。从那以后，每天我都会寻找一些积极的改变，或者仅仅是发现生活中跟减肥无关的，但有趣、美好的事情，我就把它们记录下来。我从来不关注这次运动可以消耗多少卡路里，我也不指望这点运动量能抵消掉我吃的巨无霸，我只是享受运动的过程，享受运动后自己的状态。

在我减重的过程中，每天只做几分钟的力量训练，如果心情好会多做一些，从 2015 年 7 月 18 日，我的体重到达 140 斤之后的四年里，我几乎没做过单次超过 5 分钟的运动，直到 2019 年我才真正爱上了跑步。

没有定期运动，不影响我体重长期稳定在 140 斤左右——体重本来就不需要维持，身体总会结合人们的生活环境和方式，把体重稳定在它认为合理的水平。

运动对减肥真正的作用，从来就不是消耗能量，而在于运动之后人获得的那些正能量、好心情，让人愿意保持一个开放的心态，愿意尝试新的选择、做出更健康的行为决策，最终影响生活方式。

能量的收支情况只是结果，影响这一结果的，是我们的种种行为选择。而运动会让我们进入一个积极的状态，做出更有利于健康的选择。我们每个人都知道怎么做是更好的、更健康的，只是过往的习惯回路和生活方式没有让我们做出这些行为选择。

已经有大量的文献证明，运动之后人的大脑会分泌内啡肽等让人感觉很好的物质，只是我们过去总是被卡路里绑架，只关注能量的收支和体重的下降，而忽略了运动本身带来的这些好感觉。

习惯的养成需要不断强化正面的奖赏，当知道这个行为可以带来这样的奖赏，才会想主动去执行这个行为。然而，不同于刷牙带来的清新感（味觉的信息会很容易产生记忆并创造对奖赏的渴求），运动之后的好感觉并不是源自直接的生理感知，所以你需要让自己记下这种感觉，形成"运动 = 感觉很好"的认知。

最简单的方式就是把这些好感觉记录下来，其实记录本身就是一种奖赏。如果你已经开始记录微目标了，你会发现仅仅是完成后打个钩，或者超额完成后画个星形，都是一件很有意思的事情。

所以，从今天开始，除了记录日期、体重、微目标的完成情况，你还可以把今天的好感觉记录下来。可以是运动带给你的，也可以是跟减肥无关的。

运动之后，你可以关注：

1. 运动后的感受，问自己运动后感觉如何，今天有什么进步；

2. 身体的变化，力量、耐力是否变得更强；

3. 生活中的点滴转变，运动后是否有做出一些新的尝试，感觉如何。

哪怕仅仅是心里想要做点改变，就算没有实际行动，也是值得记录下来的，因为一切改变源自一个念头，只有当你想要改变，并知道如何改变的时候，改变才会发生。

你可以定期去翻翻笔记本，回顾一下过去的记录（这也是用实体笔记本记录的好处），运动后积极的感受和改变会成为你持续的动力和正能量的源泉。

还记得第 4 章提过的减肥的主观难度吗？改变时间预期、缩小目标，可以大大降低减肥的主观难度和阻力，而当你处于一个积极的状态，不仅仅是减肥，生活中的很多事情都会变得简单起来。运动的目的，是创造一个积极的身心条件，让人们积极尝试各种健康行为。

运动是促成行为方式转变的催化剂，而不是消耗卡路里的减肥药。当你能够发现运动中的奖赏并享受其中时，运动就更容易养成习惯了，那你也就离减肥成功又近了一大步。

| 第 7 章 |

别再跑步减肥了

❦

通过前面的文字，我想你应该对运动有了些不同的认识，我小结一下：

1. 持续运动的秘诀在于养成运动的习惯。

2. 习惯的形成需要有一个能够轻易获得的奖赏。

3. 运动可以让你获得愉悦感、成就感，运动是改变生活方式的催化剂。

4. 奖赏可以让我们再次执行运动。

这一次，我们不必考虑什么运动的减肥效率高，而是要找到一个更容易获得奖赏、更容易养成习惯的运动方式。

❦

7.1　你需要怎样的运动计划

先说结论：跑步等有氧运动不适合作为现阶段的运动计划执行，或者说，我不建议你做有氧运动减肥。

有氧运动会让你很容易掉入卡路里陷阱。你可以问自己，如果跑步两个月，没看到体重明显下降，这时候你会怎么做？你的答案大多都与进一步增加运动量、降低饮食摄入有关，结果又回到之前的循环中了。

习惯的养成，需要在短时间内多次重复同一行为。微目标的策略要求我们以"每天"为周期设定运动计划，而跑步等有氧运动，在减肥阶段，或者对于没有运动基础的人来说，不论从执行难度还是从避免伤病的角度，都不适合每天执行。

每个人都有惰性，在你真正爱上一项运动之前，制订每周两三次或做一休一之类的运动计划，结果就是，你永远不知道这一次休息之后，下一次运动需要间隔多久。

当然，我知道一定有人可以凭借超强的意志力，克服万难，每天跑步。但这并不是"能不能"的问题，而是"有无必要"的问题，就像你也可以夏天不开空调、下雨不撑伞。

当你在坚持去运动的时候，会把付出的"回报"甚至每天的心情都寄托在体重的降低上，看体重的变化也许很直观，但同时也会影响你看到真正重要的改变，难以在运动中获得奖赏。

在减肥中，我们需要一种门槛和难度更低的运动方式，好让奖赏可以轻易获得，创造更积极的状态，从而促成行为方式的转变。最关键的一点就是——**能够在家进行。**

我知道，健身房的设备更加专业，我也知道户外跑步的感觉非常不错，但在你换好运动装，踏出家门口之前，这一切都没有意义，天知道你有多少个原因没办法出门运动。而如果运动可以在家进行，就可以有效地降低运动开始时的门槛和阻力。此外，还能排除各种客观因素的影响——外面是否下雨，天气太热或太冷，路上堵不堵车，都跟你没关系。只要你人在家里，就可以运动。

在前面的章节，我提到过一本叫作《清晨8分钟》的书。老实讲，我当时购买这本书，只是被书名里面的"8分钟"，以及封面上说"四周绝对见效"所吸引。结果买回来以后，随便翻了翻就把它放在书架上吃灰了，因为书中在饮食方面的内容不太适合国内的情况。当然我也尝试过几次书中提到的运动计划，但因为没看到什么成效，加上我不觉得这点运动能有什么用，所以每次开始都不了了之。

书中安排了28天的运动计划，可以在家做，每天一两个动作，大多数内容8分钟是可以完成的。在我这一次决定减肥的时候，已经胖得"无欲无求"了，只是带着强身健体和些许好奇，来尝试这种全新的运动方式，也就是"力量训练"。

力量训练，是无氧运动的一种，一些书中又把它叫"重量训练""抗阻力训练"。其实你对力量训练并不陌生，像在之前的章节中建议你做的"卷腹"，还有你熟悉的俯卧撑、深蹲，以及配合哑铃和各种健身器材的动作，都属于力量训练的范畴，你也可以把它理解为"健身"。

一个月后，我完成了书上 28 天的内容，体重大概减了两三斤。那时候健身类 App 还没现在这么方便，所以我又买了一本健身动作书，按不同部位找训练动作，安排每日的训练计划。

因为在运动过程中需要记录每组完成的情况，我就找了个笔记本，在运动时记录当天的训练部位、完成组数，后来还提前在本上规划好明后天的安排。（我的记录减肥法就是因此诞生的。）

结果就是，通过每天做几组动作，我用了 300 天瘦了 60 斤，而且在瘦身的中后期，甚至都不怎么运动了——我不依赖它作为减重的方式。

7.2　力量训练 vs 有氧运动

我不建议你做有氧运动减肥，除了它的门槛高、所需时间长，更重要的原因是，力量训练不论是在瘦身效果方面，还是在带来的乐趣方面，都不输给有氧运动。

力量训练的好处，首先是能够在家进行。原则上你只需要一个瑜伽垫，甚至有一张床就可以，当然配合哑铃等器材的话，可以做更多项目。此外，相比有氧运动，力量训练在时间方面更加自由。你可以随时开始或中断，执行起来所需的时间也很短。

最重要的是，做 1 个力量训练，就有做 1 个的"效果"，你不用担心使用微目标策略时，只做 1 个"有没有用"之类的问题。做力量训练之后，你的进步会是立竿见影的，甚至是看得到摸得着的。

我还记得当时我只做了几周的胸部训练，就隔三岔五给我老婆炫耀硬硬的"胸肌"，我自己闲来无事也会摸两下。这种进步，比起有氧运动耐力和心肺功能的提升，要有趣得多，你的成就感的来源也不再只是体重变化。

力量训练的过程，实质上是刺激某部位肌肉的过程，几组训练下来，肌肉会开始疲惫无力。相应部位的肌肉在训练后，为了应对下次有可能面对的挑战，会开始自我修复和提升。你也经常会在训练的隔天，感到相应部位的酸痛。

完成力量训练后的酸痛感，以及能够在短期内感受到的肌肉力量的增强，是我当时减肥期间完成每天训练很大的一个动力。酸痛感会在几天后逐渐消失，而你也会发现这个部位的力量变强了，肌肉变硬了。这个过程，叫运动后的超量恢复。此外，通过力量训练，增强相应部位肌肉的力量，可以使你降低受伤、扭伤的风险，让身形更加挺拔，收获一个更健康的身体。

此外，虽然我很不喜欢提及能量收支的概念，但事实上，你会在进行力量训练后的几十个小时里，获得代谢水平的提升。人体内肌肉含量与基础代谢直接相关，长期的力量训练，也会提升你的基础代谢水平。

基础代谢就是维持人体运转所需要消耗的能量，就像一部手机只要保持开机状态，它就会不断消耗电量。执行一次有氧运动，相当于打开了一个大型程序在前台运行，而执行力量训练带来基础代谢的提升，相当于在后台开启了更多程序，让手机本身变得更"耗电"了。

我不建议你跑步减肥，因为：

1. 有氧运动所需时间较长，执行门槛较高；

2.（对现在的你而言）有氧运动不适合也不应该每天进行，意味着它不适合微目标策略；

3. 有氧运动很容易让你陷入卡路里陷阱，关注能量收支，把体重下降作为奖赏；

4. 在有氧运动中，获取奖赏（体重下降）的难度和不确定性较高。

而力量训练的好处是：

1. 执行门槛很低，在家就可以进行；

2. 可以获得肉眼可见的训练效果；

3. 所需时间短，效果跟时间没有直接关系；

4. 身体机能实实在在得到提升；

5. 基础代谢得到提升。

　　体重的下降固然重要，就像预防蛀牙一样重要，但我们没办法评估一次刷牙之后的防蛀效果，正如我们无法评估一次有氧运动之后能带来多少体重的下降，所以我们需要更直接的奖赏，而且是能轻易获取的奖赏。

　　力量训练的执行门槛很低，你随时随地都可以进行，这意味着奖赏获取的难度很低。最关键的是，奖赏是多样性的——少量的训练，就可以带来肉眼可见的肌肉形态、硬度的改变，还有切切实实的酸痛感，经过一段时间的训练，身体的素质也会得到增强。相信我，当你感受到身体发生的这些看得见摸得着的变化，一定会发现这比体重和卡路里有趣多了。

7.3　如何执行力量训练

　　我想你已经迫不及待地想尝试做力量训练了。其实你过往每天的微目标——做 1 个卷腹，本身就是力量训练的一种，只是现在我们可以把单一的腹部训练扩大到全身。

　　力量训练不需要太多装备，但还是建议购买一套组合哑铃（就是可以自由调节哑铃片重量的那种），男生建议买总重量 15 公斤以上的，女生建议买 10 公斤左右的即可。需要注意的是，即便你是女生，也不要买充水或者加沙子的哑铃，别低估自己的力量。

　　如果你居住的环境实在不方便使用哑铃，可以买悬挂训练带、弹力带、瑜伽环代替，不过这些器材的训练难度比较难调整，所以还是尽量使用组合哑铃。

接下来，就是做力量训练的计划了。

我当时做力量训练的时候，网络上并没有太多力量训练的资源，所以我买了一些健身动作书，跟着上面的动作指导，自己安排训练计划。如今你可以在各种健身类 App 里找到力量训练的动作库，还能看到详细的文字指导。但我不建议你尝试这类 App 内的运动计划，因为它的节奏较快，过程中让你很难有喘息的机会，这意味着动作很容易变形，运动的强度较大，也意味着无法长期持续。

需要注意的是，我们依然需要使用微目标的策略来执行力量训练，从今天开始，你的运动微目标就是——**每天做 1 个力量训练**。你可以结合 App 内的动作库，自己来安排力量训练的部位和内容，每天选 1 个部位的动作执行即可，同个部位的训练尽量间隔 2～3 天做。你也可以在我的微信公众号"乐天瘦身"里找到编排好的每日力量训练计划。

如果你某天状态特别好，想要多做一些，当然是可以的。记住，微目标不是限制，你随时都可以去超额完成它。

如果你想要做更多，可以把 1 个动作以 12 下为 1 组来做，当然也可以完成更多组数，但没必要超过 4 组。此外，从第 2 组开始，你的力量也许会开始衰减，如果无法一次完成 12 下，那么就拆成 2 个 6 下，甚至 3 个 4 下，中间短暂休息即可。如果有额外的时间和精力，优先重复同个部位的训练，然后再去做其他部位的训练。做更多力量训练并不会让你瘦得更快，记住，过度的训练只会让你更早地结束这次减肥旅程。

力量训练的重点在于训练的有效性，而不需要追求时间和数量。当发现自己可以轻松地再多做几下，此时要做的是注意动作是否标准，以及更换更适合你的训练动作或哑铃重量。

前面提到以 12 下为 1 组，实际是按照"12RM"的训练方式规定的。RM 是"Repetition Maximum"的缩写，也就是"最大重复次数"。

比如最常见的手臂举起哑铃的动作，12RM 的意思是，当你可以连续举起 12 下，而无法在姿势不变形的前提下完成第 13 下的时候，此时的哑铃重量就是合适的。对于不需要借助哑铃的训练，你可以尝试不同难度的动作，比如如果卷腹对你而言太简单，可以换成 V 字起坐（可以去搜下动作图），总之，找到适合自己的强度，按照 12RM 的标准进行即可。

其实这也是力量训练相比有氧运动的一大好处。很多人会发现，跑步等有氧运动，随着时间推移减重效果会越来越差。那是因为身体经历了一次次超量恢复，已经能够适应这些运动的强度了。此时只能增加运动时间，或者选择强度更高的运动方式。

而力量训练只需要调整动作阻力（难度）就可以找到适合当前水平的训练方式，不需要额外付出时间、精力。

我猜，看完上面几段话，你的每日运动目标就从做 1 个，默默变成了做 1 组，甚至做 4 组，而且会觉得完成了相应的组数才算"足够"——这就又回到"跑步必须跑 30 分钟以上"的怪圈里了。我当然不怀疑你有能力完成它们，但我们需要保持一个较低的减肥阻力，才能把运动计划长期持续下去。也就是说，最理想的状态是，你对每日运动计划的目标预期就只是做 1 下力量训练。

少就是多，慢代表可持续。

7.4　运动的常见问题

现在，你已经掌握了持续运动的策略，我知道也许此时你还有一些疑惑，希望下面的内容能给你一些帮助。

Q1：散步、骑车能减肥吗？

很多朋友会问我，散步、骑车上下班能不能减肥。我的看法是，散步可以作为放松的方式，但如果作为减肥的运动方式来说，效率实在太低了。而骑车上下班，作为一个日常基础行为，很难说能带来什么减肥效果。

你现在固有的生活方式决定了你当前的体重，维持现有的生活习惯，并不会带来什么改变。**微目标的策略，一定是用在我们还未养成习惯的事情上。**即便我们把运动的门槛和难度尽可能降低，减肥中的运动方式依然要存在一点点阻力。

你完全可以只完成 1 个力量训练，但还是要去做起来。当你觉得阻力太大的时候，就进一步降低目标。

Q2：我不喜欢做力量训练，可以不做吗？

关于有氧运动，不推荐的理由在前面的章节里已经聊过。这几年很流行 HIIT（High-intensity Interval Training），也就是高强度间歇训练法，很多健身类 App 里的运动计划本质上也属于 HIIT，它的减肥效果也许很好，但正如它的名字一样，"高强度"意味着过程中很容易气喘吁吁，而我们为了跟上节奏，又不想轻易停下休息。

我当然不怀疑你可以完成这些强度较高的运动，但在每次运动后，你的心里会得到一个"运动很辛苦"的认知，这是不利于减肥持续的。

运动方式有千百种，每种运动当然都有减肥效果。力量训练肯定也不是所谓"燃脂效率"最高的运动方式，但力量训练的好处在于，它的执行门槛很低，你在家就可以进行。而且，通过调整动作和哑铃重量，你永远都可以以恰到好处的难度完成有效的训练。

你可以不喜欢力量训练，但力量训练对于缺乏运动基础的人，是相当友好的一种运动方式了。我 200 斤时都可以相对轻松地执行每天的计划，你也不妨试试看。最重要的是，力量训练更适合结合微目标来进行。

记住，你现在需要的不是减肥效果好的运动，而是能够轻易获得奖赏、养成习惯的运动。

其实从持续时间的角度来说，力量训练的减肥效率并不低，而且也足够使你到达健康的体重范围。

Q3：我是女生，做力量训练会不会练出一身肌肉？

不会。但凡你觉得自己需要减肥，都没必要担心你会变成"金刚芭比"。肌肉线条哪有那么容易练出来呀，我到现在都没练出所谓的六块腹肌。

别想太多，去做就对了。如果你真的担心某些部位会变粗，就避开相应部位的训练吧，但其实……真的没必要，或者说，真正应该焦虑这个问题的人，根本不会阅读这本书。

Q4：不是说先减脂再增肌吗？我是不是要先做有氧运动，再做力量训练？

"先减脂再增肌"，很多人听过这句话，因此觉得减肥要先从有氧运动开始。其实这句话是说给需要健身健美的"瘦子"听的，跟你没什么关系。当下你需要的是一项可以长期持续的不耗时间且执行门槛和阻力低的运动方式，关键的问题不是"我应该做什么运动"，而是"我能长期持续哪种运动"。

7.5 不要在社交平台上打卡

我有个朋友，有段时间每天都在社交平台上发布运动 App 的截图"打卡"。许久未联系，我不知道她是停止了打卡，还是停掉了运动。我特地去翻了一下，发现她最后的打卡时间定格在第52 天。

很多想要减肥的朋友会通过在社交媒体打卡的方式，让朋友见证和监督自己每天的运动或饮食计划，其实这样的打卡，对持续减肥计划的帮助非常有限。

首先，社交媒体上的好友，对你的减肥进展并没有那么大的兴趣。你期待他们一同见证你的努力或成就，可事实上，在社交平台这片信息海洋里，人们更愿意看到好看的照片、明星的八卦以及有意思的资讯。

其次，运动结束后在社交平台上打卡，你的好友不会体会到你今天终于能做一个标准俯卧撑的喜悦，更看不到你运动之后流下的汗水。你也许会得到赞扬，但也会得到未必符合你个人情况的指导，甚至还会得到让你焦虑或不舒服的评论，这无疑会打乱你的计划和心情。最重要的是，无论是哪一种反馈，都对你的减肥旅程没有任何实质帮助。

重点在于，朋友见面后，肯定会关心你的成果——毕竟他们会认为你已经努力很久了，但减肥并不是十天半个月就会有成果的。如果你并没有取得什么肉眼可见的成果，经过朋友的询问后，必然会感到灰心，而倘若你真的在短时间里减掉了两三斤，当你激动地回应朋友的"关心"后，也许并不会得到你所期望的那般赞扬——你得原谅他们，因为在大多数人眼里，没减掉个十斤二十斤，都不叫减肥，都不至于说出一句"哇"。

你试图通过打卡让人监督，希望能把自己的减肥计划持续下去，但这并不能保证你的持续性，你不想动的时候就是不想动，身边的亲人朋友都不能改变这一点，隔着屏幕的"点赞之交"更是束手无策。何况，如上面所说，你的运动计划及减肥进度，在社交平台上并不是什么有趣的信息。

我自己在 200 斤的时候也想让我老婆监督……比如每周吃垃圾食品的次数控制在几次之内，然后呢？这种监督带来的只有不愉快。让我一天不吃垃圾食品，我都会难受，更别说限制次数或者少吃点了，于是每天面对她的监督，变成了一种煎熬，我甚至还会隐瞒自己吃的东西，现在想想都觉得好笑。

事实上，不管找谁监督，你根本没办法长期对抗真实食欲或惰性，一切超出自身承受范围的行为或安排，必然是难以持续的。做喜欢做的事情，不做不想做的事情，这本来就是人的天性。如果你不想做，谁都拦不住你，而且聪明的你总会找到方法来"逃过"这些过度的监督。

我收到过很多留言，说自己报了健身房的私教课，或者参加了各种减肥营，每天需要向教练汇报自己的运动和饮食情况，但到后来就会开始欺骗教练，因为这些减肥计划实在太难了。**如果你需要别人监督才能持续减肥这件事情，说明你现在的运动及饮食计划超出了你可承受的范围。**没有可持续性，任何减肥方法都是无效的，因为健康减肥本来就是个长期的过程。

其实我完全理解在朋友圈打卡的行为，早些年我每次从跑步机上下来，都想拍个照纪念一下。初衷应该是想记录和见证自己的一项新成就，当然，这背后也必然有些虚荣，毕竟得到赞美，总是让人开心的事情。可事实上，这些赞美，以及随之而来的自我感觉良好的状态，对减肥本身并不是一件好事。

Derek Sivers 曾经在 TED 做过一个演讲。

想象一下你人生最大的目标。

现在想象，你要实现这个目标。想象一下，告诉今天你遇到的人，你要实现这个目标，要做哪些事。想象着大家恭喜你，以及他们眼中你英伟的形象。这样说出来，是不是感觉特别好？是不是觉得自己离目标又近一步了？好像已经实现了？然而，坏消息是：你最好闭嘴。因为那种开心的感觉，反而会让你的目标更不可能实现。

每次你订立一个目标，都会有一定的步骤及工作要按部就班、脚踏实地地去完成，才会实现。

正常的情况下，你达成目标或为之付诸实际行动后，才会得到满足感。但当你告诉别人你的目标，他们对你赞扬、支持后——心理学家将此称作"社会现实"（Social reality）：你的心理会造成一种目标或所需做的事情已经完成的错觉，当你感受到满足感的时候，你的动力会因此降低，所以本该做的事情就懈怠了。

演讲中，还提到一个实验。让 163 个人，每个人写下心中的目标，其中一半的人对房间其他人宣告他们的目标，而另一半人保密；然后给每个人 45 分钟的时间，将设立的目标一步步实现，但是他们可以随时放弃。

结果是，那些保密的人，整整 45 分钟都在努力着，在后来的访问中，他们依然觉得自己似乎还有很长一段时间才能达成目标；而另一半宣告目标的人，平均 33 分钟后就放弃了，在后来的访问中，他们表示离目标越来越近了。

我倾向于把这个现象叫作"满足感陷阱"。

你在社交平台上分享自己艰苦的运动计划及完成情况，得到很多朋友的支持、鼓励、点赞，你因此获得很多满足感，同时自我感觉良好。这会让你觉得，自己离减肥成功又前进了一大步。如果用百分比表示我们自认为此时所完成的减肥进度，我想会是 2%，5%，甚至 7%？

可实际上，你只不过完成了一天的运动计划，在减肥这件事的进度中，只不过向前推进了 0.5%，甚至是 0.005%。对减肥进度和成效的过多预期，会让你在面对结果时产生落差——比如你努力运动了一个星期，上秤称体重根本没变化……这必然会影响心情，毕竟你在心理上会认为：经过这段时间的努力，至少完成了 20%～30% 的目标。这样的落差出现的次数多了，你很容易选择放弃或走向极端。

你的满足感应该由实际的行动及成果带来（而不是朋友的赞美），只有这样，才会让你最终脚踏实地地达成目标。在社交平台上打卡，反而容易降低你的行动力。

减肥中，记录下自己重要的时刻和值得开心的成就本来没有任何问题，只不过我们可以选择在**非公开的**社交平台上进行，比如记在你自己的笔记本上，或是用仅限自己可见的方式在各种社交平台上打卡。

我甚至建议各位，连你"正在减肥"这件事情，都无须广而告之地让所有人知道，特别是不要把自己在社交平台上的昵称或简介改成跟减肥相关的信息。不管是线上还是线下，来自朋友口中未必正确的指导，以及让你开心或焦虑的评价，都无助于你在减肥这条路上走得更远。

很多 App 都有分享到社交平台打卡的功能，打卡的内容也是五花八门，然而打卡这个功能，从根本上来说是为了 App 的宣传以及增加用户的黏性（打卡本身也是一种奖赏），而不是为了你。

减肥这件事只跟你自己有关，减肥成功的受益人也只有你自己。你的成果和变化，只有你自己最清楚；你的成就感及喜悦，只有你自己最能体会；你应该怎么做，只有你明白，而如果你不明白，你的朋友更不会明白。

等你瘦下来之后，如果你愿意，再公开发布成果，显然是更明智的选择。

至此，你已经完成了本书第一部分的阅读。

"不做任何需要坚持的事情"并不是开开玩笑，经过前面的内容，你已经掌握了持续减肥的策略。现在，你可以开始行动了。饮食方面，依然保持"吃任何你想吃的"，这句话同样也不是开玩笑，我们会在后面的章节聊到饮食的部分。

第 8 章

"瘦子"从来不算卡路里

知乎上看到过一个问题。

一个女生想减肥，她的基础代谢为 1500 千卡。

方案一：每天吃 1200 千卡，运动消耗 200 千卡，形成 500 千卡的能量缺口。

方案二：每天吃 1500 千卡，运动消耗 500 千卡，形成 500 千卡能量缺口。

方案三：每天只吃 1000 千卡，不运动，形成 500 千卡的能量缺口。

坚持一个月，哪个方案的减肥效果最佳并且可持续呢？

看完这个问题，我希望你首先能想到的是"你看，她试图把一切的计划都交给坚持，这显然是无法长期持续的"。这也正是我们前面几章所讲的——过去减肥失败的原因在于我们没有以持续为重点，所以由主观意愿而非自身实际行动力出发的"减肥计划"，是要尽量避免的。

规划能量缺口的减肥方法非常典型，本章就来聊一下关于卡路里的问题。

8.1　能量本来就不"守恒"

一个普遍的瘦身共识是，摄入＞消耗，人就会变胖，所以想减肥，就必须摄入＜消耗，让每天的净摄入是负的，也就是说创造一个能量缺口。减肥中的人，习惯用运动和饮食控制来创造能量缺口，比如知乎上的这位提问者，试图创造 500 千卡的能量缺口，并给出了三种方案。

我们会认为，人体是一个"银行"，平日吃喝所摄入的所有能量都会被当作"存款"存进银行，所以"银行"的"存款"会越来越多，"存款"放不下了，就换成"金条"（也就是脂肪）存在"金库"，"金库"里的"金条"越来越多，于是人就变胖了。在这样的认知体系下，你会开始认真"审查"每一笔"入库"的"存款"，在意饮食的能量摄入，挑选卡路里更低的食物，同时想办法消耗掉多余的能量，而唯一的途径似乎只有去运动。

问题在于，大多数人能长期做一个"瘦子"，并不是通过每天运动来消耗摄入的，他们中大多数也并没有每天运动的习惯。**事实上，运动并不是能量消耗的主要途径，人体的能量大部分还是用于维持身体机能运转和日常活动上。**

人体这家"银行"日常的"资金收支"情况基本是稳定的，运动更多是一种"意外"，就像有个储户今天突然要提取一大笔资金。而考虑到所需付出的时间和精力，运动所消耗的能量，在动辄一两千卡的基础代谢面前，实在少得可怜。

我并不是说没必要去运动了，而是你没必要为了消耗能量去运动。因为你辛苦运动消耗的能量，在制造所谓的能量缺口中，并没有如想象中发挥那么大的作用。

更重要的是，我们规划的运动消耗，并不总是那个固定的数字。就像银行发现有位储户，每天都要来提取一大笔资金，那么在经历几次"措手不及"之后，银行会提前做好准备，所以"意外"慢慢变成了"日常"。

当你运动了一段时间后，会发现运动能力有所提升，运动起来更加轻松了，这其实是身体通过调整、优化身体机能，降低运动能量消耗的方式——是的，你没看错，身体需要降低运动的能量消耗。

我们的外部能量来源就只有饮食的摄入，而这些有限的能源，不仅要满足身体正常运转，还要为每天生活中的脑力、体力活动提供能量，此外还得应付你三不五时的运动计划。所以不要责怪自己不喜欢运动，你的身体本来就已经苦不堪言了……它必须精打细算，才能满足日常生活的能量开支。

很多人发现了运动的艰辛，以及它在能量消耗方面的"效率低下"后，转而开始限制摄入，认为少吃点，就能创造能量缺口，让自己变瘦。

值得一提的是，前面提到的三个方案，都以基础代谢作为摄入基准，这是不合理的。因为**我们每天所需要的能量摄入，原本就高于基础代谢**。基础代谢只是维持身体机能正常运转所需的能量，而以此规划能量缺口，你实际上会少吃很多。

以我本人为例，按照身高体重结合公式推算，我的基础代谢大约是 1600～1750 千卡，而根据《中国居民膳食营养素参考摄入量》，18～50 岁男性的推荐摄入量（RNI）是 2400/2700 千卡（分别对应轻度、中度体力活动），你会发现基础代谢只占了推荐摄入量的 7 成左右。

基础代谢可以理解为人躺在床上处于静息状态下的能耗，而我们每天大多数时间是处于活动状态的，脑力和体力的日常活动都需要消耗能量，甚至进食的过程本身也需要消耗大约 10% 的能量（食物热效应），所以只摄入基础代谢的卡路里是不够的。一个极端的例子是：1984 年世界国际象棋锦标赛期间，上届冠军 Anatoly Karpov 瘦了近 20 斤。研究表明，顶尖的棋手即便只是坐着下棋，消耗的能量也不亚于高强度的运动。

事实上，人体并不是一个"银行"，或者说它是一个经营困难、濒临破产的银行。身体的运转无时无刻不在消耗能量，时刻要规划着有限的能量如何分配。这么说来，人体更像一台手机，快要没电的时候，我们会调低屏幕亮度、关闭不必要的功能、停止大型程序来节约电量。而进食就是给手机充电，是一件积极的事情，也是身体获得外部能量的唯一方式。

如果你长期降低摄入，让自己一直吃不饱，身体会自动设为"节能模式"，做出降低基础代谢水平、减少排泄、降低心率等一系列调控。也就是说，并非你每天少吃 500 千卡，就会产生一个 500 千卡的能量缺口，基础代谢的降低，会让所谓的能量缺口越来越小,同时损害你的基础代谢,甚至带来健康方面的其他麻烦。

此外,经历长期的摄入不足,为了维持人体正常运转,身体也会更加渴望能量,向你发出"我要吃饭!我要吃饱!只吃这些不够"的警告,就像手机即将没电的时候会发出低电量提示一样。于是你维持低摄入水平的难度会越来越高,毕竟进食是正常的生理需求,所以很多节食的朋友最后都难免会报复性暴饮暴食。

你的首要目标也许是减肥,但身体的首要目标是让你活下去,或者说想尽办法让有限的能量能够满足身体正常的运转需求。卡路里不是你的敌人,而是维持生活所需的能源。

创造能量缺口,少吃多运动,也许可以让你的体重在短期内下降。但当身体调控介入,能量缺口逐渐变小,体重下降的速度变缓时,你会怎么做呢?绝大多数人会义无反顾地选择进一步控制饮食,增加运动量。问题在于,你能少吃到什么程度?每天能运动几个小时?

很多人会在开始限制卡路里之后,认为必须把每天的饮食摄入"消耗干净"才不会长胖,这完全是误解。有运动习惯的人少之又少,如果每天必须消耗掉"额外"的能量才不会胖的话,那我们每个人早就一两吨重了。

难道是"瘦子"有什么神奇的超能力,让每天的卡路里收支恰好平衡?得了吧,人体的运作,及对体重的管理,绝不是摄入、消耗之间的一个大于号小于号那么简单。

8.2　别做卡路里的奴隶

当你计算卡路里的时候，发生了什么？

"我吃一个麦辣鸡腿堡，得跑两个小时才能'消耗'掉啊！"

"我今天跑步那么辛苦才那点消耗，晚餐还是别吃了，不然白跑了！"

"早餐、午餐已经摄入达标了，晚餐不能吃了！"

"晚上要吃大餐，那我白天少吃点，不然摄入超标了！"

……

能量守恒的理念告诉你：你胖，是因为每天的摄入 > 消耗。总之，想减肥，少吃多运动就对了！

然后呢？

在能量守恒的理念影响下，加上各种健身类 App 或穿戴设备的"贴心"提醒，长期观测、计算卡路里，让你渐渐开始有意无意地调控自己三餐的卡路里摄入。于是，食物被简单粗暴地根据卡路里的高低划分为好、坏，或者"容易吃胖""绝对不能吃""一定要戒掉"以及"健康低卡"几类。

你一定也看过类似这样标题的文章："吃一小块巧克力，要跑半小时才能'平衡'掉""想减肥，这些食物一定'不能碰'""每天吃几片某某,半年就会胖几斤"。

久而久之呢,固有的能量守恒减肥观念,加上这类文章的"狂轰滥炸",一心想减肥的你变得不敢吃高卡路里的食物,不敢超过所谓的能量摄入标准。所有减肥计划,都是围绕着能量缺口安排的。

吃饭这件原本应该是幸福的事情,莫名其妙变成了罪恶感和纠结的来源,食物也变成了洪水猛兽。

总之,自从生活里引入了能量守恒这个概念,你再也没办法好好吃饭了。吃个饭,要算卡路里,做个运动,要算运动消耗,要算收支是否平衡。还经常得莫名其妙因为一顿饭而增加运动计划,跑个步还必须得半小时以上……

那么,为什么不能抛开卡路里的执念呢?

"不行啊!不算卡路里,我怎么知道我吃了多少?我怎么知道今天的摄入有没有小于消耗?没有能量缺口还怎么减肥?!"

你可以找到一万个必须依赖计算卡路里(以及能量收支的观念)来减肥的理由,其实原因说到底只有一个:"不算卡路里——我觉得……我怕……我一定会变胖的!"

其实,现在的你本来就没有吃到刚刚好的能力! 不论你算不算卡路里,控不控制自己,你都是这样。借助卡路里自我限制,也许情况不会变得更糟,但也很难帮你变得更好。你最终在过度的限制中爆发,又会感到深深的自责、懊恼、悔恨,然后下定决心进一步控制。如此反复，你变得越来越不自信，对胖以及食物的恐惧感越来越深。

最重要的是，当你依赖卡路里判定自己的饮食是否合理的时候，你离成为一个"瘦子"就越来越远了。**你的目标是变成"瘦子"，而不是能量收支的"奴隶"。**

8.3　你本来就知道该怎么吃

婴儿泡澡的时候，为了安全起见，很多家庭会在浴盆里放一个温度计，来判定水温是否合适。说实话，在我有孩子之前，从来不知道 38℃的水温是什么感觉，我只知道这个温度是合适的、舒服的、不冷不热的。

成年人洗澡的时候，会先调整好花洒的水温，如果觉得太烫，就把温度降低，反之把水温调高，这是自然的生理反应，不需要借助任何外部信息，我们本来就知道什么温度是最合适的，调整水温的行为源自感觉，而不是水的温度数值。

每个人都有两套判定的系统，一种是本能反应，一种是逻辑判断。

以洗澡的水温举例。我们本能反应的模式是：感受到水温→根据感受做出调整。

而逻辑判断的模式，也就是依靠温度计判定水温的过程是：

观察温度计显示→得到温度数值→判断该数值是冷还是热→调整水温→再次观察温度计。

使用逻辑判断模式的时候，当然也会借助本能的反应。我给我儿子放泡澡水的时候，因为温度计的读数有一定滞后性，我会先把手伸进水里，做一个大概的判断，但最终还是要依靠温度计的数值，此时本能反应只作为辅助参考。

当我们依赖卡路里判定食物好坏，以及进食分量是否合适的时候，就是在使用逻辑判断的模式，放弃了身体的本能反应模式。

在饮食方面，本能反应更加可靠，也更加"正常"——因为每个"瘦子"，每个正常人，都是这么做的。人类经过千百年的进化，已经拥有了一套基本的趋利避害的能力，这些能力本能地写在人类的 DNA 里，就像"恐高"实际上是一种自我保护，"密集恐惧症"实际上是为了远离感染源一样。

喝到变质的牛奶，人会觉得苦涩，立刻想要吐掉，甚至还要漱口，因为口腔的味觉神经告诉你，这个东西味道很糟糕，不能喝进肚子里。吃到美味的食物，人也会感到开心，于是身体会告诉你，这个东西不错，多吃点吧；而如果吃得过多，你会感觉到腻，对这个食物的兴趣也会慢慢衰减；吃得太油腻，你会想要"解腻"，或是在吃下一顿饭时选择清淡点的食物。

......

这样的例子可以一直列举下去，**饮食作为一个底层的生理需求，人类原本就有一套完整的体系告诉你该吃什么、该怎么吃、**

该吃多少。这些信息是你直接感觉到的，而不是经过思考得到的结论。

你静下来想一想：

"我为什么要因为一个数字来限制自己的吃喝？"

"我为什么要凭一个数字判断食物的'好''坏'？"

当你以创造能量缺口作为动机去饮食和运动的时候，眼中就只会关注与能量收支相关的事情，从而无法感受到进食和运动本身的快乐。

我不建议你计算卡路里，最重要的原因是——我希望你可以把对能量收支的关注，转移到对自己身体感受的关注上来。去感受身体的反馈，比计算和观测能量的收支要有意义得多，而且——"瘦子"也是这样做的呀。

观察一下自己身边的"瘦子"朋友，他们维持身材的"秘诀"，可不是脑子里时刻计算着卡路里，很多人甚至都不知道千焦和大卡的换算关系。他们吃饱就停就是因为饱了，不想再吃了。

"瘦子"的进食过程是这样的：选择想吃的食物→进食→评估食物是否好吃，评估肠胃饱腹度→得到食物认知（是否好吃）→吃饱了→不再吃了。

这是人体正常的生理认知，也是正常的进食习惯。

而当我们计算卡路里时，进食的过程变成了这样的：选择低卡路里、不容易变胖的食物→规划好每餐卡路里的摄入→实时计算能量摄入，控制总量→结束进食。

用温度计判断婴儿泡澡的水温还算合理，毕竟成人的温度感知系统跟孩子的有所差异，但对于自己的进食行为，放弃本能反应而使用逻辑判断，就本末倒置了，而且越是这样，你就越是难以正常、自然地饮食。

你吃得饱不饱，应该是肚子和肠胃说了算，而不是一个数字说了算。当你借助外部数据进行逻辑判断的时候，进食行为的选择在于卡路里的数字，而不是身体的感受。于是你不再因为个人喜好选择食物，也不再吃自己真正想吃的食物，甚至食物的味道都变得无关紧要——只要卡路里足够低，并且能填饱肚子，维持所谓的饱腹感，食之无味的魔芋都能成为"好"东西。

同时你会越来越不相信身体，甚至有意无意地阻隔身体发出的信号——你想吃这个，但因为能量会超标，所以你不让自己吃；你明明不想吃那个，但因为那个食物卡路里低，所以强迫自己用它填饱肚子。

很多人羡慕"瘦子"总能做到吃饱就停。事实上，吃饱就停这件事，一定是因为身体感受到"饱"的信号，然后做出的反应。"瘦子"能做到这件事，并不是有什么超能力，跟自律也没太多关系，只是他们更加相信自己的身体，更能感受到身体的信号，同时，他们越是这样做，这条感知回路的运用就越熟练，身体的敏感度也越高，更容易在恰当的时候放下筷子。

当你从卡路里的观念中脱离，试着用自己的本能反应进食时，起初可能会不知所措，甚至吃个不停，完全感受不到饱腹感，很多人就此得到结论——你看，还是得依靠卡路里控制进食！

其实根本的原因是：你已经太久没有使用身体的感知系统了，长期的卡路里观念让你很难相信身体的感受，自然无法做出合适的判断——**你根本就没有去关注饱腹度，甚至根本不允许自己感受到"饱"，又怎么能让自己像"瘦子"一样吃饱就停呢？**

儿童自行车大多带有两个辅助后轮，小朋友可以很轻松地骑车，同时不用担心摔倒。从玩具的角度来说，这是一个伟大的发明。然而一直带着辅助轮，是无法学会骑自行车的，辅助轮的存在会让人产生过度的依赖，并且不相信自己可以依靠平衡感骑车。

我还记得第一次让陆涵骑没有辅助轮的童车时，他惊慌失措，双脚紧紧踩在地板上不敢向前骑，一直想换回他有辅助轮的自行车。他害怕摔倒，更不相信自己离开辅助轮能够保持平衡。但如果不脱离辅助轮，平衡感——学会骑车本应该掌握的能力，也就难以得到训练。

我小时候，家里没有带辅助轮的自行车，只能骑大人的（我还记得，那是一辆粉红色的女士自行车）。每次在院子里骑车，我都是让外婆在后面扶着。有时候她追不上我，就暂时停下来，让我自己往前骑，而我一旦发现外婆没有扶着车，就会惊恐万分地赶紧叫她过来扶。

有一次，我越骑越快，外婆无论如何都追不上来了，我也不知道她从什么时候放的手，我就一直往前骑，不敢停下来，也来不及刹车，最后重重地撞到了墙上，膝盖还流血了……但从那以后，我学会了骑自行车。

相信自己拥有保持平衡的能力，去适应、训练这种感觉，可能还会经历几次摔伤，我们才有机会学会骑车。

卡路里之类的概念，就像辅助轮一样，剥夺了你对自己的信任感，让你不相信自己能够像正常人一样自然地进食。于是你依靠外部的辅助工具代替了本能的反应，不再感知身体的信号，也许你可以依靠卡路里的数字让自己吃到某个分量，但事实上你慢慢变得不会吃饭了。

8.4 正常饮食逻辑：依靠本能反应进食

现在，暂时抛开任何关于体重、胖瘦、减肥的想法，回想一下，在不刻意干预的状态下，我们是怎么吃饭的。

在自然状态下，吃，是因为想吃了。至于想吃多少，人们会依靠过往的经验判定个大概，然后在进食的过程中根据当下的饱腹感做出实时的调整，总之，吃饱了，身心满足了，就不再吃了。

此外，人们内心会有一张饮食清单，结合过往积累的经验，知道什么味道是自己喜欢的，什么味道是一般的，什么又是绝对不会再想吃第二次的。这个清单是实时更新的，你会尝试以前没吃过的食物，得到结论，写入清单，也会在某次进食后，对某个食物得出不同的结论。

　　总之，你想吃哪种食物，在自然的状态下，参考的依据是内心的喜好，而不是卡路里之类的指标。（当然也要感谢我们活在物质富足的时代，我相信远古时期的人们在饮食清单上只有一条：不要让自己饿死。）

　　同时，在自然状态下，人们并不会无止境地一直吃下去，也不会每顿饭都大鱼大肉——每个人都有自我调控的能力，饱腹度信号会告诉人们吃得差不多了，身体的感受（比如油腻感）也会让人们想要搭配一些不同种类的食物，或是在吃下一顿饭选择合适的食物。积累到的新的经验也会让人们知道自己所需的分量是多少，喜好的食物是什么。

　　也许你会觉得这样的饮食状态不可思议，或是遥不可及，事实上，每个正常的"瘦子"，甚至决定减肥前的你，都是这么做的。实际执行起来，也不像文字描述得这么复杂，一切都只是本能的反应，不需要额外干预、刻意为之，就像我们总会把洗澡水开到合适的温度一样，一切都是**自然发生**的，所以我叫它"自然饮食法"。自然饮食法一共有5条基本的"原则"，但它并不是你过往接触到的那些减肥的饮食原则，我更倾向于称之为"正常饮食逻辑"。

　　放轻松，你其实不需要"学习"这些东西，其实我想做的只是让你"回忆"起藏在你身体里的本能，让你正常、自然地去享受食物而已。

自然饮食法并不复杂，也不需要特地遵从，更不需要强迫自己做到，因为这就是每个人在正常状态下的饮食逻辑。鉴于正在减肥的你大都并不处于"正常"的饮食状态，所以也许你还是要重新认识一下这些正常的饮食逻辑。

本章我们要认识（或者说回忆起）的第一条正常饮食逻辑是：

依靠本能反应进食。

为了减肥，过去因设定了种种要求和限制，导致你不相信自己拥有自我调控的能力，不相信自己能做到吃饱了就不再吃了。长期以来依靠外部的限制（比如卡路里）而忽略身体的感觉，结果就是你慢慢失去了跟身体的联系，处于"非自然"的饮食状态，当然没办法自然饮食，就像平衡感没有得到训练，便无法学会骑车一样。

自然的饮食状态，首先要把主动权交还给身体本能的反应，相信身体的调控能力，尊重内心的食欲，感知身体的信号，做出饮食的决策和调整。你要做的，就是恢复自己和身体的联系，找回自然饮食的能力。想一下过去那些吃撑的感受，只要你能感觉到"撑得不舒服"，就说明你完全拥有自我调控的能力。

依靠本能反应进食，意味着抛开卡路里以及能量收支的观念，正常地去饮食，像"瘦子"一样，根据饱腹感判断自己是否吃够了。相信自己的身体，让自己从"辅助轮让我不会摔倒"的认知，改变为"平衡感会让我保持平衡"。

依靠本能反应，你才有机会让自己感觉到饱，恢复跟身体的联系，然后再尝试在恰当的时机停下来。就像先要拆掉辅助轮，试着保持平衡，然后才能学会骑车，最终越来越熟练。

这必然要通过多次的尝试、练习，不断积累经验。就像没有了辅助轮，你会摔倒，会受伤，会难过，依靠本能反应进食，抛开卡路里等观念，你也一定会经历各种不符合预期的进食行为，但其原因并不是你的本能反应不靠谱，而是你跟食物和身体的连接，长期以来都被各种没意义的情绪阻断了，导致现在的你忘记了要如何应对各种身体的信号，甚至根本听不到这些信息了。

好消息是，反正我们都打算用 300 天去减肥了，你有的是时间，去通过不断尝试，不断练习，让自己听到身体的声音，学会正确、合理地满足身体的实际需求。从今天开始，吃你想吃的，抛开能量收支的概念，剔除掉那些因为限制、愧疚等无用情绪产生的杂音，专心聆听身体的信号。

其实你原本就拥有自我调控的能力，就像你知道天气冷要加衣服，天气热要换短袖一样，你心底一直住着一个"瘦子"，你需要做的仅仅是听到他的声音。

吃，就好好吃，去感受食物的酸甜苦辣，感受身体的饱、胀、撑、腻，而不是感受这一口菜多少卡路里。你应该在意的是自己吃得快乐吗，满足吗，舒服吗，并以此为目标，最大化地享受食物带来的满足感。不吃了，也是因为再继续吃下去满足感会降低，身体不适感会增强，而不是因卡路里超限所以不能吃。

抛开一切卡路里的观念，你才有机会像一个"瘦子"一样进食、运动、生活，你才能享受食物带来的美好，知道自己想吃什么，不想吃什么。

也许你一时间不知道从何下手，没关系，在本书的最后，我会通过记录减肥法，结合每一条正常饮食逻辑，让你更好地掌握自然饮食法。在此之前，你只需要按顺序阅读，试着理解这些理念即可。

第 **9** 章

总是吃多怎么办

如果说减肥就是管住嘴迈开腿，那么前面我们解决了一个重要的问题——如何迈开腿，如何持续地迈开腿，如何轻松地迈开腿。现在我们要解决另一个问题——如何管住嘴，如何持续地管住嘴，如何轻松地管住嘴。

正如前面章节所说，坚持只是让运动持续的方式之一，坚持不是目的。管住嘴也一样，管住嘴只是让饮食合理化的方式之一，限制摄入本身并不是我们的目的。

有没有更好的解决方案？当然有。在此之前，我们必须讨论一下，为什么减肥需要管住嘴。也许你觉得这是个愚蠢的问题——如果不管住嘴，一定会变胖呀；如果不控制，一定会失控，我讨厌失控。

那么，为什么你总是会失控呢？为什么你总是吃多，总是吃撑了才停下，而不能像"瘦子"一样吃饱就停？

你的答案大概就是"管不住嘴"。问题在于，管不住嘴不是你的问题。

9.1 失控不是你的错

你为什么总是失控?

不管你给出怎样的回答，都会带着对自己的失望甚至嫌弃。然后，在一番自我安慰之后，整理好决心和信心，依然带上毅力和坚持上路。

你总是失控，总是对自己失望，总是鼓起勇气再次开始控制，甚至比上一次更狠，如此反复，并不会有什么新结果。回头来看是这样一个过程，什么都没有改变，如图 9.1 所示。

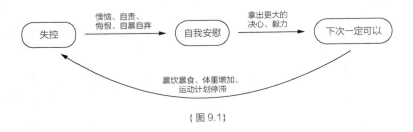

{图 9.1}

问题出在哪里?

想知道为什么总是失控，不妨先思考一下，我们试图控制的究竟是些什么。减肥中的我们，想控制的事情，总结起来就是吃喝要限制、运动要达标、体重不能长，如图 9.2 所示。

那么问题来了:

"你凭什么觉得你能做到这些?"

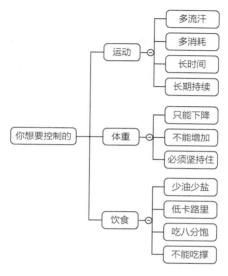

{图 9.2}

"你凭什么觉得能达到'少吃'的状态？"

"你凭什么觉得能保持'多运动'的状态？"

"你凭什么觉得体重会按照你所期望的方向发展？"

"你凭什么能每餐吃到刚刚好？凭什么一吃饱就停下？凭什么不再暴饮暴食？"

也许你会觉得，失控是自己没能坚持。但事实上，当你依靠坚持、毅心、自控，去做一件事的时候，你往往会处于痛苦和不快乐的状态中，而从痛苦中尽快解脱是人的本能。就像你被开水烫了一下，第一反应肯定不是忍着，而是马上用各种方式缓解烫伤的疼痛。

减肥中的人对自己的种种要求和限制，就像强迫自己把手伸到温度很高的水龙头下面一样。

如果你依靠决心、毅力、自控，不允许自己做出舒服的选择，你的身体最终也会促使你突破自控带来的束缚——这是人的本能，我们总会倾向于选择让自己感到舒服的事情，尽量避免或者尽快结束让自己不舒服的状态。

让自己不吃饭→饿了→吃了→吃多了……

强迫自己去运动→累了→不想动→放弃了……

只接受体重下降→体重增加→难过、焦虑、自暴自弃了……

这根本不是你的错，更不是你没有控制好！原因只是这些事情本来就超出了你的掌控！

谁都没能力控制自己的食欲，谁都不想做自己不喜欢的事情，谁都没办法真正掌控自己的体重。

你想要控制的这一切，本来就没办法控制，结果也自然不会朝着你预期的方向发展。强行去控制，失控就是早晚的事情。

如果你认为失控是自己的问题，对自己失望、自责之后会试图进一步去控制，更严格地要求自己。问题在于，你当下做不到的、不想做的事情，并不会随着你的毅力和自控而发生改变。并且，过度的自我控制，还会带来身体报复性的反抗，引来更多、更频繁的失控，如此反复，如图 9.3 所示。

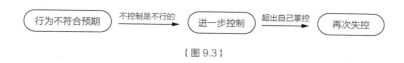

{ 图 9.3 }

在很多人的工具箱里，只有"控制"这一种方式——总是吃多，就让自己吃少一点，总是想吃零食，就不让自己吃……那控制不住自己，该怎么办呢？

事实上，控制并不是达到理想状态的唯一途径，它只是"管住嘴"的方式，而且越是控制，你离真正的理想状态就越远，搞不好还会误入歧途。

9.2　越控制，越失控

我经常收到留言说自己"又吃多了"，觉得"很愧疚""很懊恼"，感叹"为什么别人可以做到，自己做不到"。

关于"管不住嘴"的所有疑惑，你只需要记住两句话：

你现在本来就做不到。

你没必要做到。

遇到喜欢吃的食物，多吃了几口、吃撑了，没什么大不了。**每个人都会吃撑，不论男女胖瘦，你跟"瘦子"的区别仅仅是吃撑的频率。**吃多、吃撑这件事是不可能彻底杜绝的，也不应该被杜绝。

如果把一个正常人每次进食的饱腹情况记录下来，连成线大概是这样的，如图 9.4 所示。纵坐标代表饱腹度，"10 分饱基准"就是一个吃饱吃满足的状态，或者说你认为"吃饱就停"的时机。实际情况是，人总会有吃撑的时候，你我不是机器人，不可能每顿饭都吃到刚刚好。

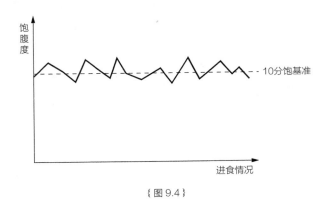

{图 9.4}

如果你不在每次吃撑后进行刻意干预，后续的情况基本会沿这条曲线发展——偶尔波动，但整体是稳定的。

当然，对于超重的人，整条曲线也许会略高于基准，波动的幅度也会更大，但长期来看，整体的形态大致如此。

很多人觉得自己正在减肥，害怕吃多了会变胖，于是会在过量进食后反省一番，结果就是，你无形中设置了一个更高的自我要求，如图 9.5 所示。

在这样的自我要求下，原本合理的饱腹度波动会更容易被认定为"吃多了"。

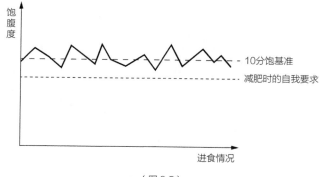

{图9.5}

你甚至还会特地称体重来见证、强化这件事情的影响，告诉自己："你看吧，胡吃海喝，又胖了！活该你胖，一点自控力都没有！之前的努力都白费了！"

每当陷入愧疚和懊恼等负面情绪中，你就会试图做点什么来改变，让自己好受一些，于是就引来了更严格的限制、更高的自我要求和期待。

你必须进一步压抑自己的食欲才能达到让自己满意的状态，而这就为报复性暴饮暴食埋下了种子。实际的情况，往往会是这样，如图 9.6 所示。

每一次失控，在一番反省之后，伴随着更大的决心，你会设置更严格的自我要求基准，开启新一轮的控制。而普通人根本不会在"吃撑"这件事上展开太多想法，没准下顿饭自然就会少吃点了。

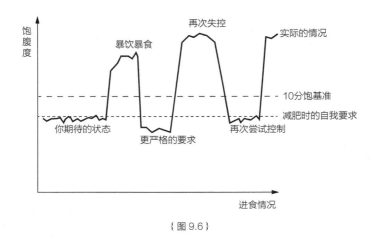

{图9.6}

坦白说，你现在本来就很容易吃撑，而且也不会有任何立竿见影的方法可以从根本上改变这一点。如果你现在每一餐的饮食状态都是符合预期的，那也不用减肥了。

"容易吃撑"会是你接下来很长一段时间的常态，但你完全没有必要试图避免"吃撑"，坦白说这件事也无法避免。**任何人都有吃撑的时候，我们真正需要避免的，是把吃撑以及其他饮食中不符合预期的行为定性为"失控""没控制好"，因为与之对应的永远只能是"控制"，而越是控制，越是容易经历再一次失控。**

9.3 罪恶感让你更想吃

没有人可以一辈子不吃撑、不吃多，只是越是想要减肥的人，越觉得吃撑这件事是个大问题。

正常人的脑回路是这样的："这个好好吃。哎呀，一不小心吃多了。"结束。

减肥中的人的脑回路是这样的："这个好好吃。啊！怎么办？我根本停不下来，啊！我吃了这么多！……我是猪吗？我就这点意志力吗？我怎么这么没用？为什么别人可以？我是不是该好好反省一下了？嘴巴都管不住，如何管理人生？下不为例！下顿饭我必须开始控制了"……

你猜，哪种人再次吃撑的概率更大？

其实，大多数"瘦子"的脑回路都属于第一种。他们吃多以后并不会有太多愧疚和自责，这件事情只是简单过一下脑子，该干什么干什么。

而在吃多之后，减肥中的人就很容易沉浸在愧疚、罪恶感以及对自己的失望情绪里，然后，会发生什么呢？

"反正今天的总摄入已经超了。"

"反正减肥看起来也没戏了。"

"反正我就是这么没用！"

"……算了，继续吃吧！"

罪恶感让你吃了更多！

吃多之后有愧疚的情绪是正常的。重点在于，同样面对这种愧疚，不需要减肥的普通人并不会过度焦虑，他们往往能通过停止进一步进食来止损，或是转移注意力，把自己的愧疚感淡化——对于他们来说，这本来就不是什么大事情。

而减肥中的人本身对食物就有着更高的戒备心，加上对卡路里的测算和摄入总量的限制，再考虑到吃多跟肥胖的关联……一切都更容易让他们因为过度进食感到焦虑和压力，从而沉浸于罪恶感之中。

如果试着描述"今天吃多了"所产生的罪恶感，你会发现，无论怎么表述，都离不开食物本身的"诱惑"——"这个挺好吃的，结果不小心又吃多了……""我真的好爱吃它，一定要戒掉啊！"

当你沉浸于愧疚和罪恶感之中，试图让自己"反省"这一切的时候，在无形之中强化了食物的诱惑，顺便提醒了大脑：进食行为会带来快乐。更重要的是，在这之后，当你想做点什么试图从负面情绪中解脱时会发现，最廉价、最快捷的方式，就是在过去你曾一遍又一遍建立的认知——吃。如图 9.7 所示，负面情绪反而让你吃下更多。

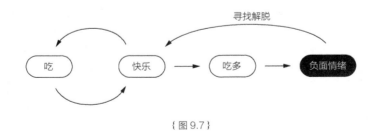

{图 9.7}

结果就是，为了"弥补"超出自我要求的进食分量，你陷入自责和愧疚，而为了应对种种负面情绪，你又会再次寻求食物的安慰，结果吃下了更多。在这之后，你甚至会使用极端方式消除食物来"弥补"多吃的分量，结果情况越来越糟糕。

真正的失控并不出现在最初我们感到吃多了的时刻，单纯地吃多、吃撑很正常，而问题在于，吃多了之后，内心的羞耻感、罪恶感、失控感和绝望感这些自责的情绪让你一时间不知所措，最终往往只能一边抗拒，一边走向彻底失控——吃个不停。

9.4　正常饮食逻辑：吃多了，过了就过了

一直以来人们都会觉得"罪恶感"应该是个有利于行为修正的好东西，毕竟我们从小就觉得做错了事必须自我检讨，感到愧疚和罪恶，甚至自我惩罚一番，才会下不为例。

然而，很多心理学相关实验和实际生活的经验都告诉我们，罪恶感对我们"改正错误"并没有太多帮助。反倒是罪恶感的对立面——对自己的行为**谅解**，有助于我们减少彻底失控的次数，做出更多理智的行为，如图 9.8 所示。

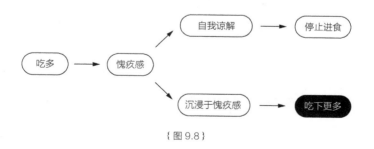

{图9.8}

改变行为的关键并不在于对自己"狠一点"，众多研究都表明，自我批判会降低积极性和自控力，而且也是最容易导致抑郁的因素。

当你对过量进食的行为进行反思时，愧疚感、罪恶感和种种糟糕的情绪会让你讨厌自己。

你试图通过反思让自己"吸取教训""下不为例"，甚至为了让自己"长记性"订下自我惩罚的计划，比如晚上不吃饭。

其实你根本不需要吸取什么教训，吃多、吃撑真的很正常，并不是你没控制好自己，更不是因为你很失败、低人一等。你也不可能通过这次反思，让自己在此生余下的时光里永远只吃到刚刚好，从此不再吃撑——光是打出这行字我都觉得不可思议，我们怎能拿这样的标准要求自己呢？

所以，永远都不要跟自己说什么"下不为例"，你要告诉自己"这没关系"。选择自我谅解，不沉浸于那些负面情绪，自然也就不再需要依靠（进一步）进食来自我安慰了。

自然饮食法的第二条正常饮食逻辑是：

吃多了，过了就过了。

偶尔吃撑了，就撑了，过了就过了，其实这时候通常也就比正常食量多了两三成，即便真的暴饮暴食，最佳的选择也是不再纠结于此。

此外，不要消除食物——催吐、过量运动、吃消食片等方式都没办法清除掉你已经吃进去的东西，饭后马上喝酸奶，实际上也不会有助于消化，反而会让你感到更撑。顺带一说，酸奶及其他乳酸菌饮料的"助消化"作用，真的极其有限。最后，不要在过量进食之后称体重，此时得到的数值跟胖瘦没有任何关联，只会加深你的负面情绪。

如果你一定要"反思"点什么，告诉自己：

"每个人都会有吃撑的时候，我也不例外，我只是个普通人。"

"我还没有变成真正的'瘦子'，本来就容易吃撑。"

"吃撑了，不是我没控制好，更不是我不够优秀，正常人的进食行为从来不需要自控和克制参与。"

再试着问自己："我现在感觉如何？如果我的好友遇到了同样的状况，我该如何安慰他？我会说什么鼓励的话？"

第二条饮食逻辑的核心思路是在**自我谅解**的基础上，尽快翻篇儿——结束一切思考，不再因此产生任何情绪，去做其他事情，就像所有"瘦子"一样。如果你还做不到像"瘦子"那样自然地进食和生活，至少先学会他们对待食物以及过量进食的态度。

9.5　"搬砖问题"和"种花问题"

你因为吃多了感到愧疚、罪恶，这些糟糕的感受的根本来源是：你心里知道该怎么做，知道什么是"更好的"，但你现在做不到——这句话其实到这里就该画上句号了，只是大多数人的想法是："我现在做不到，所以我该努力让自己做到！"

我收到过太多提问，都是关于刚开始瘦身不久，总结了自己好多"问题"，然后试图通过解决这些问题改变当下境遇，但多次尝试都未能见效。

多年的学生生涯，让我们在面对不符合预期的事情时，习惯于通过"发现问题→解决问题→总结经验"的方式应对。"一分耕耘，一分收获"的思维模式，让我们觉得问题解决不了，是自己不够努力。

然而，现实世界的运行规则并不是这样的。"一分耕耘，一分收获"的事情少之又少，大多数时候都是"一分耕耘，半分收获"，甚至"一分耕耘，啥都没有"。此外，"一分耕耘，一分收获"也并不代表，两分耕耘会有两分收获。

很多事情的设定，原本就不符合我们的预期，你做再多努力，也难以改变——那该怎么办呢？

很简单：

1. 接受现状。

2. 改变预期。

3. 做好当下。

拿减肥来说，你觉得总是喜欢吃甜食是个"问题"，那么首先要做的并不是通过各种方式让自己戒掉甜食，而是**意识到**自己喜欢吃甜食，并且**接受**这件事。其实，食品制造厂商费尽心思制造出可口的食物，你不爱吃才有问题。

你想吃多少，想吃什么，是源于自己的内在需求，这件事情不存在是非对错，花心思批判、压抑这些需求，不如认真地倾听和回应它们。你当前的饮食方式已经持续了很久很久，你也不是胖了一天两天了，你所发现的一切"不正常"的"饮食问题"，都没法在十天半个月内就彻底改变。

其实，你完全没必要要求自己吃饱就停，更没必要让自己一定要管住嘴或是戒掉什么食物。因为，你根本管不住，也根本戒不掉任何东西——回想你过去限制饮食的经历，我想你应该承认这件事，这没什么可羞愧的，你我都一样，任何人都一样。

被压抑的欲望，总有一天会加倍奉还。而当你彻底失控后，暴饮暴食多吃的量，绝对抵得过你少吃的那几顿饭。而且每次失控后对自信的伤害，也不利于你恢复到一个正常的饮食状态。

人是没有办法（也没有必要）压抑身体本能需求的。你越是想对抗食欲，越是朝着错误的方向发展。食欲本来就来自于你本身，食欲就是你的真实想法——你饿了，你想吃，你需要补充能量。这一切甚至不需要逻辑思考，它是底层需求，螳螂、蜘蛛为了繁衍后代甚至会吃掉自己的配偶，你觉得它们会思考"当我吃配偶时，我在想什么"吗？

我们进化出复杂的大脑、高级的思维能力，不是为了让你对抗食欲的。以食欲为敌，把每一次想吃的念头、吃多的行为认定为"罪过"，才是真正的罪过。不懂得尊重食欲，便很难学会正常饮食。

你在减肥中遇到的绝大多数问题，都不是什么问题。它们没有答案，不应该被解决，当下也没办法解决。这些问题，实际上就是"现状"——你现在就是这样，所有那些不符合你预期的进食行为，就是当下的你。而你需要做的不是试图解决问题，而是接受现状，老实讲，你也没办法简单粗暴地通过控制和干预解决问题。

一切的关键在于，没有任何一个婴幼儿会有"我现在应该像大人一样会走路"的预期。所以你需要的不是反省，而是看清当下所处的阶段。在饮食方面，你其实只是个在"爬行期"的婴儿，却天天苦恼自己总是会摔倒。

人的烦恼大多来自过高的预期，而这种预期又源自没有认识到自己所处的阶段，或者说没看清跟理想状态的差距。每个人都想改变现状，却没看清自己所处的位置。人们总以为，自己跟理想状态不过一步之遥，向前迈一大步，踩在理想状态上，剩下的都交给坚持和毅力，保持住身体平衡，后脚跟上，那达成目标指日可待，如图 9.9 所示。

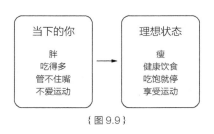

{图9.9}

然而现实是这样的，如图 9.10 所示。

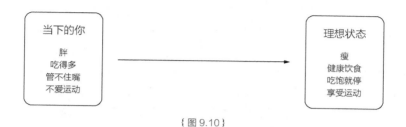

{图 9.10}

你和理想状态之间，不论是从时间上还是空间上，都隔着很长的距离。太多人每次只想着向前跨一大步，却从没考虑过能否站稳脚跟，更没看到自己每次其实都只是脚踩进了理想状态，而脑子和大部分身体还留在原地。来来回回也没走多远，体力和信心都在起点用光了。

你以为过往减肥失败是因为定力不好、毅力不强，甚至天生平衡感差，而你从未思考——其实步子小一点就可以了。向前迈一大步，看起来很快，可是后面的时间都用在"维持"上，到头来还不如一步一脚印。

你跟理想状态的距离显然不止"一步之遥"，至少从时间上，你需要 300 天。但好消息是，每走一步，距离就缩小了一步。看清楚你在哪里，看明白当下和理想状态之间的距离，接受现在的自己，面对现状，才是一切改变的开始。

接受，意味着不纠结于当下，不纠结于现状和理想状态间的差距，不急于达到理想状态。比如，不再懊恼、悔恨和自责，不再制订根本做不到的饮食和运动计划；解决不了的问题，就放在那里，你不需要带它们上路（当然，这些问题也许会跟着你走一段，如果你隔三岔五就停下来"点名"，它们自然不敢掉队，但如果你一心向前，总会遇到新的"伙伴"，总会见到更好的自己）。

对于当下种种你觉得不合乎预期的行为，你能做的并不多。**分清楚力所能及和力所不能及的事情很重要。**我们可以把日常生活中发现的"问题"分成两类。一类问题，是可以通过付出足够多的精力完成的。比如搬砖，只要确保自己的体力充沛，搬一百块砖跟搬一万块砖，本质上是没有区别的。

每多搬一块砖，解决问题的进度就有一块砖的进展，一分耕耘，就能带来实打实的一分收获。甚至在过程中还可以研究一些搬砖的技巧，提高搬砖的效率，让一分耕耘，带来两分收获。对于这类问题，你只需要尽可能投入更多的时间和精力就可以了。

而另一类问题，是一分耕耘，结果很可能"什么都没有"——你付出的行动对结果的推进是无法量化的。比如种一朵花，你无从知晓一次浇水、一缕阳光能让那颗种子长大多少，事实上种子在未来的很多天里，都会保持一粒种子的状态，你甚至不知道它到底有没有继续生长，你能做的就只是确保自己每天照顾好它。对于这类问题，我们能做的就只有完成每天力所能及的事情，然后**"静待花开"**。

很多焦虑，源于不知道如何应对。随之而来的恐慌，却又逼迫我们尽快做出行动，去解决问题。在行动之前，你不妨先思考一下，眼下的问题是"搬砖问题"，还是"种花问题"，然后再选择合适的方法去应对。

减肥这件事，明显是一个"种花问题"。所以，它不值得你每天投入大量的时间和精力去分析、去纠结、去做出种种过度的反应。你能做的就是每天照顾好那颗种子，然后等它发芽、生长、开花、结果。春天总会来的。

这也许有点"鸡汤"，但事实如此。饮食方面的问题，你越是去纠结，越是试图干预，结果越是糟糕——想想你过去的那些经历吧。

所以吃多了怎么办？

最好的办法就是，不要去想"怎么办"。你种种饮食上的问题都不是问题，这些问题根本就不是你现在有能力解决的，更重要的是，它们也不应该被解决。其实，很多问题最终被解决的方式，往往也跟"解决"无关。就像你小时候疯狂痴迷的那些事情，突然有一天你觉得它们索然无趣。

第 **10** 章

减肥，减的是心

不控制饮食，就不能减肥吗？或者说，减肥就必须控制饮食吗？

　　这类问题完全可以成为一个辩论题目，不过我并不打算就此展开辩论，我只说两点。

　　首先，从自然饮食法的角度来说，"控制饮食"并不是一个正常的饮食逻辑。你瘦身的目的是要变成一个正常人，能够正常、自然地进食，所以一切你认为是刻意的、非正常的饮食逻辑，都是要尽量避免的。

　　其次，控制饮食，真的很难让你真正瘦下来。

10.1　你不是吃胖的

为什么减肥就不能吃想吃的？为什么减肥就得控制饮食？

也许你会回答："因为我过去就是管不住嘴才变胖的啊！"

所以你得出结论——想减肥，就要管住嘴，吃得少，体重才会下降。

看上去似乎没毛病，接下来我想先跑个题，给大家分享一个"永生"的秘密。

想永生，就三个字：别喝水。一旦你这辈子喝过水了，就不可能永生了。因为，所有喝过水的人类，最后都死了……

虽然结论荒谬，但推导的过程可是"有理有据"的。

[观察] 喝过水的人类，最后都死了。

[推论] 水导致死亡。

[建议] 想永生，就别喝水。

类似的还有：

[观察] 消防车、急救车、警车出动时，总是有危急情况发生。

[推论] 这些救险车辆导致了险情。

[建议] 想让城市太平，就不要让这些车上路。

基于观察到的客观事实，却得到一个可笑的结论，根源在于，我们错把"相关性"当成了"因果性"。

"吃得多"和"胖"这两件事，也被画上了等号。

[观察] 胖的人总是吃很多。

[推论] 吃得多导致体重增加。

[建议] 想减肥就要少吃。

我们对两件事因果关系的认定，往往只基于观察到的现象之间的简单关联：因为发现自己略胖，而且吃的总是比"瘦子"多，所以就认为，胖是因为吃多了。

"吃得多"和"胖"成因果关系吗？

建立两件事严谨的因果关系，具有相关性，仅仅是条件之一。

饮食和体重当然有相关性，但是这种相关性至少存在 6 种可能：

1. 吃得多，导致了体重上升。

2. 体重上升，导致了吃得多。

3. 其他原因导致了体重上升，以及吃得多。

4. 吃得多导致了体重上升，体重上升也导致了吃得多。

5. 吃得多，导致了另一个事件，然后引发了体重上升。

6.吃得多和体重上升的相关性仅仅是巧合。

如果我们要证明"吃得多"和"体重上升（胖）"存在因果关系，从而得到"少吃才能减肥"这一结论，至少还需要证明"吃得多"是先于"体重上升（胖）"发生的，并且除了"吃得多"，没有任何其他因素会导致"体重上升（胖）"了。

那么，有没有可能是因为胖，身体所需的能量供给多，所以才本能地想多吃呢？或者有没有可能因为第三种因素，比如行为偏好的改变、生活环境的变动，甚至疾病，导致你容易吃多，同时又让你体重上升呢？

当然有可能呀！

我们过去的认知是：

1.吃得多，所以胖。

2.想要减肥，就要少吃。

3.少吃才是瘦身之道！

这似乎没什么问题。

现在我们把前提对调一下：

1.胖，所以吃得多。

2.降低了体重，才能吃得少。

3.瘦下来自然就吃得少了！

是不是也同样成立？

逻辑上来讲，如果你认为"少吃才能减肥"，那恐怕也得接受"（通过其他方式）瘦下来自然吃得少"。（什么？后者听起来像废话一样。但你以为"管住嘴"就是什么金玉良言吗？）

饮食和体重之间的相关性，并不能直接建立它们的因果关系，也无法由此得到"少吃才能减肥"这种结论。

由相关性直接得到的"方法"，往往不那么可靠，就像"不喝水可以永生""救险车辆不上路，城市就能太平"。

只不过，有些结论的荒谬并没那么明显，听起来似乎还合情合理，所以我们难免会掉入陷阱。

现在再来回想一下，每天充斥在身边的各种"某某食物会让你变胖""减肥不能做的事"之类的信息，其实也是错把相关性当作了因果关系。

重点在于，即便因果关系成立，也未必能用来解决问题。

"少吃多运动"适合拿来作为减肥方法吗？这句话如果真有用，你早就瘦了，而且世界上也不会有需要减肥的人了。

勾股定理叫方法——可以学、可以实践、可以解决问题。

"少吃多运动"最多只能算是叮嘱，就是每个人心里都知道的一句空话。它没有解决减肥中的任何问题，比如如何做到少吃多运动，如何长期持续少吃多运动……

你每天焦虑的各种易胖的原因，未必跟胖瘦有因果关系。由因果关系倒推出的方法，未必适合解决问题。

瘦身的过程中并不需要遵从任何饮食原则，因为如果你真能做得到，早就做了，而如果你做不到，勉强自己去做，也无法长久。

严格的饮食安排和摄入限制，更应该适用于有健美需求的人，而不是正在减肥的你。

瘦应该是自然的生活状态，而不是刻意控制和坚持下的管住嘴迈开腿。你若真的在变瘦，那么对现在减掉的每一斤，都不应该担心在日后反弹。

就像"坚持"只是持续的一种方式，我们可以用更聪明的策略让自己持续地运动一样。在饮食方面，既然限制能量摄入是担心自己吃多会胖，那么就去找到更好的策略，让自己合理化进食。**限制不是目的，让自己主动吃得健康合理才是目的。**

也许你会说，我过去就是总管不住嘴才变胖的，其实，在你决定管住嘴之前，你的"胖瘦属性"就已经确定了。

10.2 "管住嘴"，为什么没用

想象一下：你肚子饿了，而现在在你的面前，正摆着你最喜欢吃的食物。但很可惜，在过去的观念里，它的卡路里很高，营养价值很低，看起来也很油腻……它甚至被各种文章视为"想减肥绝不能碰的食物之一"。但，你就是喜欢吃，并且现在饿了，你想要吃。

那到底是吃还是不吃呢？过去的你会觉得：一定要管住嘴！不能吃！吃了这个，相当于白跑 2 小时！这时候自控力就登场了——最终，你成功拒绝掉了你最喜欢吃的食物。你并不会为自己鼓掌，因为此时你的内心多半还在煎熬——这毕竟是你最喜欢吃的东西，但为了减肥，你不允许自己吃。

这样看来，自控力的确在减肥中扮演着至关重要的作用，似乎离开了它，我们肯定会一天天胖下去。先把自控力放在一边，想想你每一天的生活，每一个决定，每一次取舍，每一个行为——它们是怎么产生，怎么执行的呢？如图 10.1 所示。

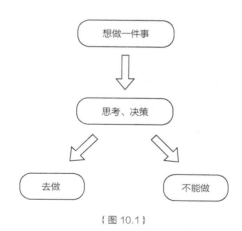

{图 10.1}

"自控"并不是发生在最初思考和决策的过程，而是在得到关于能不能做的判断之后，强行修正不符合预期的决策。举例来说，如果我们需要让自己通过"自控"不去做一件事，实际的过程如图 10.2 所示。

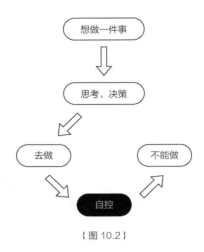

{图 10.2}

当然，自控力并不是一个坏东西，它常常作为最后一道保险，防止人们做出种种出格的、愚蠢的、不合时宜的甚至违反法规的事情。但对于减肥来说，自控力的作用实在有限。因为**胖瘦的本质区别，不在于最终是否吃了或没吃，而在于一开始想不想吃、想不想运动——这恰恰是自控力无法干预的事情，但这是决定胖瘦的关键。**

就像前面的例子——即便你不允许自己吃，最终没去吃，可这个食物依然是你最喜欢吃的，而且你也很想吃到它，依靠自控力管住嘴，反而会使你对食物更加渴望。

《自控力》一书中，有这一段话：

有意识地戒烟，听起来似乎很简单。但心理学家知道，大部分人做决定的时候就像挂了自动挡，根本不知道自己为什么做决定，也没有认真考虑这样做的后果。最可恨的是，我们有时根本意识不到自己已经做了决定。

有一项研究调查人们每天会做多少和食物相关的决定——人们平均会猜 14 个，而如果我们认真去数的话，这种决定大约有 227 个。

人们是在毫无意识的情况下，做出这 200 多个选择的，而这仅仅是和食物相关的决定。如果你都不知道自己在做决定，又怎么能控制自己呢？

人体就像一个"大公司"，鸡毛蒜皮的事情由"各个部门"负责就好，如果每件事都需要"领导层"决策，那真的会累死大脑。大多数时候，"领导层"只需要把控大方向，对重要的事情通过思考做出判断和决策就足够了。自控，就像"董事会"，通常也只介入和干预"领导层"的重大决策。

生活中的大多数决策，都是在不知不觉中由人的潜意识完成的，这部分决策，很难被自控所影响。就像同样站在麦当劳门口，一个人想不想走进去吃，爱不爱吃，想点什么餐，想怎么搭配，甚至最终会吃多少，在他吃这顿饭前就已经决定了。而大多数人却把精力放在如何让自己不去吃，以及如何控制摄入上。问题在于，你不可能控制住所有行为，也不可能控制一辈子，如图 10.3 所示。

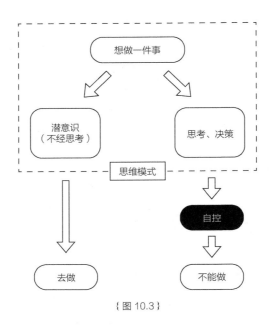

{图 10.3}

自控力，本来就很难真正地改变人的行为模式，加上大多数行为是由我们的思维模式、潜意识直接决定的，压根就不会受自控力的干预，所以，即便是我们尽可能地做到自控，能影响和改变的行为也只有一小部分。

我并不否定自控力的作用。但重点在于，需要借助自控力的事情太多了，而我们的精力和自控力都是非常有限的，所以我更希望你能把它运用在更需要它的地方，让它发挥更大的价值——显然，对于减肥来说，自控力无法带来多少实质性的帮助。

自控力对于减肥，就像用 16GB 的 iPhone，在每一次弹出"空间不足"的提示后，你皱着眉头删照片、删 App、删微信聊天记录。面对"空间不足"的提示，你似乎形成了条件反射，只想到不停地删删删，甚至想尽办法节省空间，却忘了去从根本上解决这个问题。你实际想要的，是更大的存储空间、更畅快的使用体验，让你能够不再耗费额外的精力和心情——换台 512GB 的 iPhone，才是解决问题的根本。

在减肥中，你一次次想借助自控力，修正当下的行为决策，从而抵制种种诱惑或懒惰。但你内心实际想要的，是**彻底修正行为模式**，让自己吃最喜欢吃的，同时能收获身心的双重满足，以及找到新的更健康的最喜欢吃的食物，不再为每一次的吃喝纠结，不再为"胖"而烦恼，才是你的追求。

10.3　瘦是什么

很多人向我咨询瘦身问题的时候，都会提到自己是"易胖体质"，具体表现为很难瘦下来，总是反弹，甚至"喝口水都长胖"。其实，我在 200 斤那会儿也是这么想的，直到瘦下来以后，回顾过去的生活，我才明白了两件事：

1. 一旦开始变胖，很容易越来越胖。

2. 一个真正的"瘦子"，很难胖起来。

当然，存在先天肥胖或者基因的差异，但即便存在所谓的体质差异，你也要相信自己完全有能力从所谓的"易胖体质"变成"易瘦体质"。回到减肥的起点，绝大多数人想减肥的动机都是：肚子大、腿粗——想局部瘦，或是体重超重——想减体重。

　　所以绝大多数关于减肥的问题，也无外乎：如何瘦肚子、大腿、腰、臀、手臂、脸……如何在几个月内减多少斤（如何快速地减重）。

　　形成易胖体质，更多是因为你的**减肥出发点错了**，不仅到达不了正确的目的地，还很容易误入歧途，疯狂运动、极端节食、药物减肥，然后呢？你的体重降低了，你的易胖体质因此改变了吗？

　　减肥的终极目标并不是瘦肚子、瘦大腿，也不是要减到某个体重数值，而是回归到一个**身体和心理的健康状态**。一个正常的"瘦子"，不仅仅是体重处于正常范围。体重正常，是身心健康状态导致的必然结果。

　　人们喜欢用"胖猪""懒猪"形容好吃懒做、身材肥胖的人。因为胖的人总是缺乏活力、精力，似乎也没多少自控力、行动力。可是换个角度想，如果把这些特质安在任何一个人身上，想不胖都难。

　　我体重 200 斤那会儿，去离家只有 800 米的商场，宁可多绕 1 公里开车过去，也不肯走路。我那时候要是能做到管住嘴迈开腿，根本就不会胖了。对于胖的人来说，"少吃多运动"难以执行下去，原因并不是意志力比"瘦子"差，而是执行起来的难度本来就跟"瘦子"不同。胖的人，行动力会降低，变得没有活力，也就越来越难减肥，结果就是越来越胖，如此循环。想吃多、懒得动，这些只是结果，根源在于我们陷入了"胖子"的"生活模式"，并且越陷越深，如图 10.4 所示。

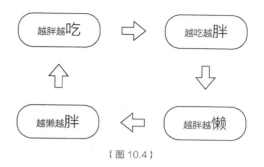

{ 图 10.4 }

你观察过身边的"瘦子"朋友吗？

我老婆就是个"瘦子"，我喜欢吃汉堡、炸鸡、比萨、火锅，她也只能无奈地跟着我吃。她陪我一起经历过我变胖 40 斤再减重 60 斤，而这么多年她体重一直都稳定在 100 斤左右。后来我发现，她不论吃什么，都很少把自己吃撑，知道自己吃多少会饱，饭后自然地想站站，走走路。

还记得有家比萨店外送做活动，买一送一。我看到广告超级兴奋，要下单之前，她就说，买回来根本吃不完啊。我用坚定的眼神看着她说"放心，有我在！"

两个比萨到家，她吃几块饱了就不吃了，最终我吃了将近一个半比萨，撑得要死。我觉得比萨不经常吃，因为吃太多会胖，这次吃了下次就不能吃了，那索性这次就吃个爽……吃光所有的比萨后，我只想躺在沙发上，而我老婆想出门散个步，而且寻思着下顿饭要吃得清淡点。

减肥中的人只关注自己吃了多少，摄入了多少卡路里，然后试图让自己跟"瘦子"吃的一样少（哪怕这样根本吃不饱），以为这样就可以变成"瘦子"了，结果往往因为长期的压抑，变得更想吃，吃得更多。

事实上，"瘦子"对自己的身体和需求有更多的了解，他们能够听到并且遵循肠胃发出的信号，从而自然地、恰到好处地满足自己的食欲。他们在选择食物（种类、搭配、分量）的过程、进食的过程、吃饱后的行为选择，都与我们不同。

现在的我，作为一个正常的"瘦子"，吃饱会自然停下来，饭后也会想站一站，散个步，觉得短途的步行也没什么；饮食也变得越来越健康，会尝试以前打死也不吃的各种蔬菜，吃垃圾食品的次数自然而然地减少了，因为我更喜欢"精致"一些的食材。

有点讽刺的是，曾经对比萨近乎狂热的我，直到瘦下来才发现，我似乎不能很好地代谢芝士，所以每次吃完比萨之后都是有点难受的。此外，作为一个从小把牛奶当水喝的人，直到这几年我才发现自己是有轻度乳糖不耐受的……所以现在在极少吃比萨，平常用豆奶代替牛奶——只是单纯为了让肠胃更加舒适。

以上这些行为转变，都是自然的、自发的，跟减肥、怕胖、维持体重没有任何关系。我减肥前、减肥中、减肥后每天都是吃我想吃的，只不过我更加了解了自己的需求，学会了让自己吃得更舒服、更满足。很多人减重后，体重又反弹了，于是开始分析自己饮食和运动的问题。其实复胖的原因就四个字：**没瘦下来。**

想象一下：明天一早，你睁开眼，就到达了目标体重——这应该是很多人梦寐以求的事情吧。如果这真的发生了，你会如何度过这一天？你的生活方式会有所改变吗？事实上，骨子里你还是一个"胖子"，你依然有着"胖子"的思维方式、行为习惯，只不过被装在了一个没有超重的皮囊里而已。

定义胖瘦的并不是体重秤上的数字是否在某个范围里，而是你的生活方式是处于"瘦子模式"还是"胖子模式"。体重"像"瘦子，行为上"模仿"瘦子，如果没有一颗"瘦子"的心，没有打开"瘦子"的生活模式，本质上你依然是个胖的人，你还是会跟 200 斤的我一样，面对 2 个比萨时会做出同样的行为。

一夜暴瘦也好，节食＋疯狂运动也好，如果你没有真正完成从"胖"到"瘦"的生活模式的转换，大概率还是会复胖的。让自己少吃或不吃，更多只能作为降低体重的手段，而不是减肥的必要条件。控制饮食并不会让你变成真正的瘦子，因为你还是想吃，只是告诉自己"不能吃"、强迫自己"不去吃"而已。而真正的"瘦子"，不吃，是因为不想吃，不吃多，是因为吃饱了。

我知道，的确存在意志力超强的朋友，可以做到过午不食甚至彻底断食，然而单纯地少吃或不吃，对你的减肥帮助实在有限。这不是能不能做到的问题，而是有没有意义的问题。

你要改变的是想吃多少，而不是实际吃了多少——前者决定你的胖瘦属性，后者只决定你在反弹前的体重。

减肥的终点，是面对食物时能轻松、正常地吃喝，自然地吃到舒服满足，而不是依靠计算卡路里等方式限制摄入、维持体重。

胖的原因并不在于吃得多、动得少，而是你的行为模式注定了你会是胖的一个状态，减肥真正要改变的，不是我们超出正常范围的体重，而是整体的行为模式，这才是"胖子"和"瘦子"的真正区别，也是"瘦子"可以长期作为一个"瘦子"的真正原因。

行为模式没有改变，把你装进 100 斤的躯壳里，你还是会胖回去。瘦是一种生活方式，减肥的实质其实是行为修正，体重回归合理化只是自然的结果。理解这句话很重要。

10.4　正常饮食逻辑：允许自己吃

不允许自己吃，但内心还是想吃——过去的减肥方式，从未真正改变过你的行为习惯。控制只是治标不治本的方法，而且过程往往苦不堪言。

很多人都会把自己每日的三餐发给我看，问我"这样吃可不可以"，或者问我"减肥的时候能不能吃甜食、巧克力、零食"，又或者想让我提供一个减肥食谱。我想说的是：一旦你对这些问题感兴趣，就说明你正在掉入减肥的"大坑"里。当你开始对"减肥的时候，能不能吃……"展开思考时，首先要想的问题其实是——**减肥成功之后，怎么吃。**

一旦你心里有"等我瘦下来以后，就可以吃……"的想法，结果很可能是，你根本瘦不下来，或者说迟早会反弹。如果你把自己的饮食方式，划分为"正在减肥"和"正常饮食"两种状态，随着两者之间差异的日渐增加，你怎么保证最后自己能全身而退，恢复到所谓"正常饮食"的状态呢？

我当然希望你可以减肥成功，而且我当然相信有很多人，通过各种以限制摄入为主的方式减了多少斤，然而我看到的大量经历是：从限制摄入中全身而退，是小概率事件。也有很多人会问我，能不能先节食瘦到目标体重，然后再恢复饮食。担心会反弹的话，就节食多减一点，留给反弹空间。

真相是，绝大多数"我现在控制摄入，然后等减到多少斤再好好吃饭"的想法，最终都变成了"我必须保持这样的饮食状态，不然会反弹！"然后你就被困在这个"坑"里，苦苦守着一个体重数值，就此告别了正常的饮食状态。相信我，这绝不是你要的结果，而且这绝不是减肥成功，更加不是"瘦"。

自然饮食法的第三条正常饮食逻辑是：

允许自己吃。

允许自己吃，是最基础的饮食逻辑，这原本就应该是个正常、自然的生活方式。相信我，这跟减肥不冲突，而且还能让你少走很多弯路。我想，远古时期的人类应该也从未想过有一天我们需要控制自己的饮食吧。

如果你想在瘦下来以后正常吃喝，那么从现在开始就保持这样的饮食状态，使用正常的逻辑对待食物，对待进食行为。退一万步说，既然所有围绕控制饮食的减肥方式，都没能让你真正瘦下来，那么就换个思路，由控制改为不控制，事实上我们不仅要做到"不控制饮食"，还要允许自己吃。

我知道你一定会问："那我完全不控制吃喝，遵从真实食欲，岂不是会越来越胖？"

　　首先，如前文中所说的："吃得多，所以胖"是一种可能，"胖，所以吃得多"也是一种可能。作为一个经历过胖瘦转变的人，我切身感受到"瘦下来以后自然就吃少了"，而少吃、控制饮食，从来就没能让我真正瘦下来，只会带来更多的愧疚、自责等负面情绪，同时还让我更加想吃。此外，吃你想吃的，不刻意控制饮食，并不意味着你每顿饭都会"胡吃海喝"，说不定你还吃得更少呢。

　　值得一提的是，如果你之前有过节食等过度依赖饮食限制的瘦身经历，体重的确会先经历一段时间的上升期，但根本的原因并不是现在正常的饮食状态，而是之前的不正常的饮食状态，如图 10.5 所示。如果因为遵从真实食欲，导致体重增加，那只能说你本来就不应该是之前那个体重。体重的轻重，本质是一个健康指标。一味追求体重的下降，失去健康的生活方式，毫无意义。

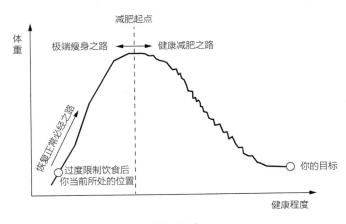

{ 图 10.5 }

"维持体重"，特别是依靠控制摄入的方式来维持体重，本身就是一个"伪命题"。一个正常健康的普通人（区别于健美选手、运动员、模特），根本不需要刻意维持体重。换句话说，如果你的体重需要依靠各种方式来"维持"，只能说明你本来就不该是当下这个重量。

遵从真实食欲，吃自己想吃的——这不过就是正常人的饮食方式而已。你只是一个想要减肥的正常人，并且你想变成一个正常的"瘦子"，正常地生活，正常地吃喝，有什么错呢？

允许自己吃之后，你会想知道另一个问题——减肥的时候，吃什么呢？往下看吧。

第 **11** 章

减肥的时候，该吃什么

花几分钟时间，认真地写下来你喜欢吃的食物。不要考虑吃它会不会变胖，也不要考虑卡路里（你应该忘记这个概念才对），只要你喜欢吃，就写下来，想写多少写多少，甚至可以给它们划定个星级。

当你在饮食清单上写下了很多自己喜欢吃的食物时，内心一定是煎熬的、纠结的。因为你明明知道自己喜欢吃，但因为减肥，很多食物不得不暂时"戒掉"，或者"只能吃一口"。

等等……为什么你明明喜欢吃，却不能让自己吃呢？

本章要讲到的第四条正常饮食逻辑就是：

依照真实食欲进食。

一个食物能不能吃、该不该吃，唯一的评判标准应该是你喜不喜欢吃，与卡路里、会不会变胖、它的营养构成等外部因素无关。因为喜欢吃而吃，才是最正常的饮食逻辑。

11.1　食欲是什么

我们暂且把你那些"想吃的念头"，包括"想吃什么"（饮食偏好）以及"想吃多少"（食量），称作"食欲"吧。"想吃"来自生理的本能反应，而关于"想吃什么"则来自过往的进食体验，也就是前面你写下的那个饮食偏好的清单。

我们的饮食偏好更多源于味觉提供的信息，也就是根据食物的味道，判断这是否是自己喜欢的。不论是"想吃"，还是"想吃什么"，根本上都来自身体内部的信息，跟外部的，比如卡路里、营养构成、是否健康、是否有利于减肥因素无关。

我见过很多文章说"肚子饿的时候就转移一下注意力"之类的话，在我看来这简直是自欺欺人。饿了就要吃！这真的没商量！转移了注意力，食欲依然存在。

遵从各种所谓的健康饮食原则也是同理，你并没有依照内心的食欲来选择食物，只是暂时忽略了食欲的诉求。如果你能做到那些要求，或是做到"健康饮食"，你早就瘦下来了。我们当下那些不太理想的饮食状态并不是因为自己"忘记了"要吃得合理健康，而是我们本来的饮食习惯、饮食偏好就不健康。

食欲，归根结底是个"欲"。而"欲望"对应的是"满足"。欲望被压抑，或者被不恰当地满足，必然会引来更强的欲望。其实这也是人的本能反应。就像我说一句话你没听清，或者故意不听，又或者理解错了，那我就提高音量多说两遍，或者换种表达方式，直到你听明白为止——当食欲被忽略时，它总会引起你的重视。

我也曾是个 200 斤的胖子，也曾试图想尽办法控制饮食，但从来没有真正成功过。什么"少吃多餐""吃八分饱"，对那时的我而言，通通不成立！没吃饱就是没吃饱，少吃一根薯条都不行，必须吃到饱、很饱、感到撑，我才会停下来。

我当然也试着安排一些清淡的食物，但随后必然带来巨大的空虚感以及更强烈的食欲。被食之无味的东西填饱肚子，要么在下一顿饭的时候，要么仅仅在半小时之后，你总会吃到你真正想吃的。到头来反而吃下了更多。又或者正餐没有好好吃，结果用各种零食塞满肚子。与其这样，还不如一开始就吃自己真正爱吃的。

面对内心的食欲，要么尊重它，慢慢学会恰到好处地满足它，与它和平共处；要么忽略它，打压它，与它为敌。但我们都知道，最终的结果是，它总会拿到主动权，让一切变得更加不可控。

当然，现在你的食欲并不是一个理想的状态，它想吃很多，想吃各种"不健康"的食物。想要改变这种食欲，首先要尊重它，承认它的存在——你就是想吃那个食物，因为喜欢吃，这样的想法没有对错之分，它就是你当下的需求。

单纯地少吃多运动来追求能量缺口只能"治标"，你真正需要的是生活方式的转变，让自己从"胖子模式"转变为"瘦子模式"，而这需要过程，更需要时间。我无法预估对你而言这个过程需要多久，但过去你的减肥经历足以说明，单纯地控制饮食无助于你完成这样的改变，反而会让你变成能量收支的"奴隶"——精心地去计算、规划，然后违背规划，再强迫自己坚持服从规划……体重也在过程中一次次反弹。

所以就换个思路吧，你会发现好好吃饭，吃你想吃的，从来就不是减肥过程中的阻碍，并且这样的饮食状态和心态，更容易促成你向"瘦子"的转变。

与食欲和平共处，学会合理地满足食欲，减肥的过程会事半功倍，而且也会轻松很多。相信我，你眼中种种不合理的饮食状态，在你瘦下来的过程中，都会慢慢改变的。

其实这是一个很简单的逻辑——

已知前提是：

1. 我现在总是吃；

2. 我吃是因为我内心想要吃；

3. 控制、压抑食欲，会让我更想吃，吃得更多。

最终目标是：

我想瘦下来，可以随意吃喝。

那么，解决方案只能是：

在允许自己吃、不压抑食欲的前提下，改变饮食习惯。

压抑只会放大食欲，造成更多"不理智"的进食行为，遵从食欲，去品味食物，反而能使你更客观地得到食物的味道——因为好吃而吃，因为不好吃而不吃，这就是最自然的饮食状态。**我们最终学会的是如何更好地享受食物，而不是如何更好地压抑食欲。享受美食跟减肥并不冲突。**

11.2 你根本戒不掉任何东西

很多减肥的人心中都会有一些"禁忌品"，也就是减肥期间绝对不能"碰"的食物，我相信在前面的饮食清单上，也一定有你想"戒掉"的食物。而每次"破戒"之后，你便会展开反思，试图分析、总结问题，争取"下不为例"。

有的朋友会给我发来信息，说自己总是喜欢睡前吃东西，而且喜欢吃甜食，被这两个问题困扰很久了，不知道该如何解决。我问她："你为什么想解决这两个问题？你觉得要如何解决？"

她说："感觉这两个习惯很不好，对身体也不好，我要戒掉这两个习惯，但总是忍不住，吃了之后就后悔、苦恼。"我继续问："那你戒掉这两个习惯了吗？"答案当然是没有。

"喜欢睡前吃东西""喜欢吃甜食"，这两个问题，换作是你，该如何解决？

所有看似可行的解决方案，一定都是围绕着，让自己**不要**在睡前吃东西、**不要**吃甜食展开的。如果我们的习惯能够轻易地被改变，这个世界根本就不会存在减肥这件事了。

面对她的两个"问题"，其实任何人都无法给出真正意义上的解决方案。在前面的章节我们提到过，当你在"坚持减肥"的时候，实际上并不享受当下的状态，而当你想要戒掉某种食物的时候，实际上是说明——在你心里，真的**很爱**吃这个东西。

这些年人们越来越沉迷于手机，所以有人开始试图戒掉手机。方法也是千奇百怪，有直接删掉 App 的，有从系统层面限制屏幕使用时间的，还有的做得更绝，直接换成只能接打电话的老人机。问题是，这些方式遵照的底层逻辑就是——我一定会被手机吸引，我一解锁手机就停不下来，手机上充满诱惑，所以我必须戒掉它。

可事实并不是这样啊！即便我们每天盯着屏幕浏览，客观来说，在大多数时候，我们看到的都是低质量的毫无意义的信息，我们只是想要摆脱片刻的无聊、寂寞和尴尬才打开手机。让自己戒掉手机，不如让自己**意识到**，每天盯着屏幕到底在看什么信息，是在主动获取信息，还是在被动吸收信息？不怎么沉迷手机的人并不是有多自律，仅仅是因为他们觉得手机上获取的内容没那么有趣，或者说生活中有更有趣的东西。

进食的状态也是一样，如果你让自己戒掉某种食物，你只会记得进食过程的爽，而忽略了为什么而吃。其实我们吃一种食物，是因为喜欢吃，它的味道好。而我们不吃一种食物，单纯就是因为它没那么好吃，仅此而已。

　　试图让自己杜绝睡前进食、杜绝甜食，实际上是承认了自己就是喜欢睡前吃东西，就是喜欢吃甜食，每当你试着压抑这些食欲时，就等于强化了一遍——我真的喜欢吃……我真的很想要吃……

　　此外，在自己成功控制住食欲，抵制住"诱惑"之后，我们不会获得任何奖赏和正面的反馈，至多是感到一丝庆幸，而这种庆幸会让你对想吃的食物**更加渴望**——你会在心里想象它的味道，甚至美化它，认为生活中一切的难题、负面情绪，都可以通过它来解决。结果就是，一旦这种食物触手可及的时候，或是当你极度疲惫、难以自控的时候，你马上就会选择去吃它，即便你当下没有那么想吃。

　　你在前面写下的饮食清单，实际上是你大脑中的饮食"数据库"，它记录了你的饮食偏好，包括你喜欢吃什么，不喜欢吃什么，你觉得什么东西味道好，什么东西一般般。在自然进食的状态下，这个数据库会随着每次新的进食体验而实时更新。

　　试图让自己隔离欲望，会导致自己无法获取正确的信息，饮食清单的数据库也就无法更新，最终你只是一味地因为压抑而报复性地想吃，而不是因为你喜欢它的味道。同时在报复性的进食过程中，你还很难品尝到它的味道，因为你吃的目的只是摆脱限制。

　　反倒是允许自己吃，当你喜欢吃的时候马上满足自己，更容易理性地评价食物的味道，得到客观的饮食信息，更新自己的饮食数据库，为下次决策做参考。

也许你会问，那如果我允许自己吃之后，发现自己真的就是喜欢吃怎么办？

这根本不是一个问题呀！

减肥并不意味着每个人都要爱上水煮西蓝花，减肥是让每个人都能在自己的饮食框架下，找到合适的最大化享受美食的吃法。而如果你不尊重自己的真实食欲，不去吃你想吃的，就永远没有机会做到这一切。

"垃圾食品"是无罪的，任何食物本身都不是胖的根源。那些"吃了容易胖"的食物，"瘦子"也在吃呀，没准还比你更爱吃！人天生就对这些食物有一种渴望。试图让自己无欲无求，不喜欢吃这些东西是不可能的，而且是本末倒置的。在富足的年代，人们本来就该好好享受食物带来的乐趣。

其实想吃所谓的"垃圾食品"，也不是一种罪过，重点不在于吃什么，而在于怎么吃。**没有"垃圾食品"，只有不健康的吃法。**还记得自然饮食法的第一条正常饮食逻辑吗？——依靠本能反应进食，你本来就有自我调控的能力。

经济学中有一个概念叫"边际效用递减"，"效用"可以理解为对外部刺激的满足感，比如当你吃第一口奶油蛋糕的时候，它带给你的满足感是最高的，而随着一口一口吃下去，你的满足感会逐渐降低，而且很可能一段时间后就不会再想吃奶油蛋糕了，这是人的本能反应和调控机制。

很多朋友理想的状态，是让自己能够成功抵制住每一次产生的食欲，做到"令行禁止"，吃饱就停，说不吃就不吃。这显然不是自然的饮食状态，你不是机器人，减肥是为了成为一个"瘦子"正常地生活，而不是把自己变成一个苦行僧。

11.3　当认知习惯代替了食欲

我曾经是个狂热的麦当劳爱好者，所以在过往的文章中，我很喜欢用麦当劳举例子。在我最胖的时候，工作非常忙，几乎没有休息，所以对我而言，每天最放松的时候就是中午出去吃顿饭。我会开车到 3 公里外的一个商场，那里对我而言就像天堂一般：牛排、比萨、汉堡，样样都有。

通常我会打包麦当劳带回公司，但因为出来一次不容易，所以我每次都会买两份套餐，也就是两个汉堡、两份薯条、两杯可乐。这样的一餐饭，从分量上来说显然超过了大多数人所需。以至于后来有一次跟店员聊起来，她说一直以为我每天点的另一份套餐是帮同事打包的。我也知道，这样吃有点多，而且每次吃完也的确很不舒服。你可以想象一下，刚吃完汉堡、薯条，紧接着喝下两杯碳酸饮料的感觉……

那段时间，跟总部的同事见面，他们每次第一句话都是"乐天，你怎么又胖了啊"，周围的同事出于关心也在跟我说"真的不能这样吃下去了"。我当然知道自己吃多了，知道这样吃会不舒服，也知道吃下很多"垃圾食品"会变胖，内心会纠结，难受的时候也会懊恼，但我依然每天这么吃着。

每天我中午开车出去的路上，会跟我老婆打一通电话，简单聊几句。她会问我中午吃什么，到后来就直接问"你不会又吃了麦当劳吧？""你不是昨天刚吃完？"久而久之，吃麦当劳这件事对我而言成了一种禁忌，似乎全世界都在告诉我不能去吃。但越是这样，我越是想吃，我甚至会在给我老婆打电话之前，给自己想好今天"必须吃麦当劳"的理由……

当然我也会自欺欺人地搭配一些健康食物，比如先吃一份麦当劳套餐，再去隔壁星巴克买一份沙拉，然后为了"奖励"自己健康的饮食搭配，再买一份超大杯的星冰乐。后来我自己也觉得吃麦当劳有点频繁了，试图控制一下，让自己一天不去吃麦当劳，但结果总是在第二天吃下更多。

问题来了：那时的我，真的是因为喜欢吃麦当劳而去吃的吗？

当然，我喜欢吃麦当劳的汉堡，但每天都吃麦当劳更多的原因是，我把它当作一种发泄的出口，我认为吃麦当劳可以缓解压力，让我感到快乐，让我试图掌握一点生活中的主动权。周遭的环境让我认为麦当劳是一个禁忌品，要尽量少吃，但越压抑不去吃，就越想吃。也就是说，吃麦当劳这一行为大部分原因并非来自真实的食欲，而源于认知和习惯。

当人们第一次吃麦当劳的时候，首先会仔细品尝它的味道，感觉不错，吃完后开心、满足。如果第二次、第三次吃麦当劳，得出的结果是一样的，人们就会建立联结："吃麦当劳—开心满足"。

接下来，当人们纠结"今天吃什么"的时候，大脑会直接给出建议：吃麦当劳吧，吃了麦当劳很开心很满足！当人们思考"要不要吃麦当劳"的时候，会直接得到结果：吃啊，吃麦当劳很开心很满足！甚至，当你不开心的时候，大脑会告诉你：不开心，就去吃麦当劳啊！

大脑为了节省决策时间，建立"吃麦当劳—开心满足"的联结，但跳过了"细细品尝"的步骤——因为前几次"细细品尝"之后，得到的结果都是"开心满足"，所以身体实际的感知，一定程度上被固有的思维习惯代替了。

接下来，不论是在做出决策的过程，还是进食的过程，我们都依赖着一个简单的联结"吃麦当劳—开心满足"，却跳过了"细细品尝"的步骤，不再对食物和行为本身产生更多思考，更忽略了身体的感知（往往在进食结束后，才感受到撑、难受、不好吃）。

让潜意识（思维习惯）代替深入思考直接做出决策，是一种高效且省事的处理方式，但缺点在于，人们很难简单粗暴地改变思维习惯。比如，当你开始意识到，吃麦当劳的频率有点高了，想要依靠自控打破原有的思维模式是很难的。

因为你已经产生"吃麦当劳—开心满足"的联结，当不允许自己吃麦当劳时，会认为失去了感到"开心满足"的权利，这必然是很难受的，而且越是不允许自己吃，越是坚信，只有吃到麦当劳，才能让自己开心，才能缓解压力，才能得到满足。

　　让我自己挺惊讶的是，直到我慢慢瘦下来，才第一次尝到巨无霸汉堡里牛肉饼的味道——其实也就那么回事儿。现在我只在客观条件不允许的时候，比如赶时间，或者周遭没有合适的餐饮店，才会去吃麦当劳，单纯是为了填饱肚子。对现在的我来说，它只是相对干净且快速的食物来源，而不能称为美食。

　　过去我会认为不让自己吃麦当劳就是委屈自己，现在我觉得吃一顿麦当劳，才是委屈了自己。

　　我也不会再点两份套餐，甚至很少点套餐了，因为我知道真的吃不下那么多，所以经常都是单点一个汉堡，顶多加一份小食。有限的肠胃容量要留给更美味、更精致的食物才对。

　　允许自己吃，吃自己想吃的，并不代表每天胡吃海喝就能够减肥，也不是"自我放纵"的借口，而是把尊重真实食欲作为瘦身的前提，关注自己身体的感受，学会更合理地满足食欲，然后在瘦身的过程中逐步改变饮食方式。

第 12 章

饮食的断舍离

《断舍离》一书中，关于如何取舍一件物品，讲过一个判定方法：单纯地去思考"这个东西，我现在是否需要"。

这个判定方法同样适用于吃喝——想让自己吃得开心，就在购买和进食的过程中问自己："这个（这口）食物，我现在是否需要？"

这句话的关键字有两个，一个是"现在"，另一个是"需要"。

12.1　你买了多少，就会吃多少

我以前经常囤零食。

在过去电商还没那么普及的时候，我每次去超市都会买一堆零食回家，因为觉得方便。而现在电商一年四季基本都在做零食的活动，有时候优惠活动大到离谱，不买好像都对不起自己。

囤零食的次数多了，大概也就了解了自己的行为模式了。

1. 不论购买零食时做出怎样的规划和安排，实际零食的消灭速度总是会比预期要快，甚至快很多。

2. 不论打开零食包装的时候做出怎样的打算，一份零食几乎不可能分次吃完。

总结起来就是：家里有多少零食，就会吃掉多少；零食的分量有多少，就会吃多少。

你是不是也是这样？

除此之外，我还发现，当家里有零食的时候，每天都会至少拿一袋吃，即便是在其实也没那么想吃的情况下，比如：看个美剧本来可以单纯地看，想到家里还有零食，吃吧！饭后本来可以什么都不吃，想到家里还有零食，吃吧！本来打算只吃点水果，想到家里还有零食，吃吧！

因为家里有零食，"今天吃零食"变成了一个必然事件。而当家里没有零食的时候，一天不吃零食好像也过得好好的，大多数时候都会忘了吃。

其实你原本并不需要那么多零食。不论多么爱吃零食的人，对零食的实际需求，都远远低于囤零食后实际吃掉的量。换句话说，囤零食，反而会让你吃进更多且远超所需的零食。

因为买回来的零食，一定会被全部吃进肚子里。现在的你面对身边现成的零食，很容易做出与预期和规划不符的行为。

并且，买了一堆零食，计划未来一周吃完，结果两三天就吃光了；又或者本来想吃一袋，结果吃了两袋甚至更多，很容易又让你发出——"哎，我真没出息""哎，又没管住嘴""完蛋了，又要胖了"之类的叹息。

不论是既定计划的破灭，还是行为本身的失控，随之而来的必然是各种负面的情绪。这样看来，囤零食并没有让我们更快乐，反而给自己增加了一个"失控"的出口。

更重要的是，当囤的零食全部吃完时，你很可能会因此感到焦虑和恐惧，催生一种"戒断反应"，最终导致再一次大采购，如此反复，如图 12.1 所示。

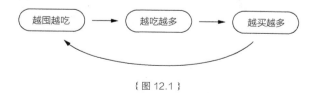

{ 图 12.1 }

讲了这么多囤零食的"坏处"，其实总结起来就是：囤零食（一次买很多），从各方面来讲都是得不偿失的，我们并不会因此感到快乐，甚至徒增烦恼。

囤零食的本质，就是不按需购买。

12.2 发现你的"真实需求"

前阵子家里透明胶和燕尾夹用完了，双面胶也用得差不多了，我就去购物网站上看了看：首先搜到的是 6 个装的透明胶，价格在 40～60 元左右，点进去又看到有 199 减 60 的活动，于是开始凑单。

透明胶来 6 个、燕尾夹大中小号各一盒……这时候还差一百多块才到满减标准，看看参与活动的商品：温度湿度计，来一个吧！文件袋、垃圾桶、笔记本，都顺便买了吧！还差一点？——这个计算器看起来还行……搞定！

而就在我准备下单前，我又看了一遍选购的东西，我退出了提交订单的页面。

很多时候人们容易掉进这样的思维"陷阱"里，商品的定价策略以及营销策略也一直在给消费者"洗脑"——买越多越便宜！大包装的更合算！久而久之消费者甚至会认为，不参与这些活动就吃亏，有便宜不占白不占。

大份比小份只贵 2 元——当然买大份啊！

满 100 减 40——白送了 40 啊！赶紧凑单！

3 件 8 折——当然要买够 3 个啊！

9.9 包邮——话不多说买买买！

就这样，我们因为"便宜""合算"，忘掉了自己最初的**真实需求**——这次购买行为的起因，是家里缺透明胶、双面胶、燕尾夹。考虑到这些物品的使用周期，我仅需要 1 个透明胶、2 个双面胶和 1 盒燕尾夹。

为了享受满减优惠而一并加入购物车的，是额外的透明胶、燕尾夹，以及文件袋、垃圾桶、笔记本甚至计算器，这些我根本不需要啊！最后，我找到了单个装的透明胶，售价 5 元，1 盒燕尾夹，售价 11 元，6 个装的双面胶，售价 6 元，总计 22 元。

199 减 60 的活动相当于 7 折，看起来我好像亏了 30%，可事实是我多花一百多元，还费尽心思地盯着手机屏幕凑单，最终也只为了省下不到 7 元（22×30%）。因为多买更便宜，所以去买更多根本用不到也不需要的东西，反而浪费了钱。而且，买回来囤在家里还浪费了空间，每次整理都要照顾到它们，又浪费了时间。依照你的真实需求选购，才最合算且不会浪费，同时也不会给自己添加累赘以及不必要的烦恼。

不要让别人告诉你，你的选择是否省钱，是否便宜，是否划算。**你的选择只是为了满足你自己，你的购买决策本应由你自己的实际需求来决定。**购买吃的东西，重点是你——想——吃，所以想吃什么就买什么，想吃多少就买多少，一切都只跟你自己的真实所需有关系。

比如外卖 App 点餐，原本你吃 30 元的食物就可以吃饱，却因为商家满 45 减 8 或者满 40 才能用红包，而点了更多餐品的行为，就违背了你的真实所需。这样的行为并不明智，你虽然享受了优惠，但实际上并没有少花钱，因为你本来只需要花 30 元。

并且，用来凑单的餐品，多为非主食类的小吃、饮品，不谈其低营养价值、高卡路里不利于减肥，只谈需求，如果你一开始就想吃这些东西，它们早就应该出现在你的点餐清单里，而不是你最后为了优惠而点它们。为了凑单一并送到家的食物，最终肯定会被吃掉。那结果就是，你莫名其妙多吃了很多原本没打算吃，而且完全可有可无的食物。因为吃过量，随之而来的肠胃不适，以及糟糕的心情，也必然会盖过享受到优惠的喜悦。

因为"多买有优惠"而买更多食物，花了比预期更多的钱，结果很有可能吃不完，最终既浪费钱又浪费食物。若是为了不浪费而强行吃完，又会因此牺牲掉肠胃的舒适感，浪费心情。

满减、半价、超值套餐等优惠政策，是商家的营销策略，跟你原本想吃的餐品及分量无关。若是你的实际所需恰好也能享受到优惠，当然更好，但如果因为种种"优惠"改变购买决策，那就本末倒置了。

在选购食物时，以满足你的需求为核心，抛开客观条件干扰，按需购买，吃你想吃的餐品及分量，才更容易达到满足且舒服的状态。

12.3　为了吃而吃，才是最大的浪费

平常去楼下便利店拿快递的时候，我偶尔就想买点什么带上楼吃。自从对薯片的好感降低之后，我经常面对一堆零食纠结半天，结果空手而归。后来我发现了一种进口零食，试吃一次感觉不错，在之后的一段时间里，我会经常买这种零食配茶。

一袋价格是 7.5 元。大概第三次买的时候，我就去网上查了价格，发现一袋只要 4 块多。但我最终并没有选择网购，因为网上基本都是 10 袋起卖，并且为了凑够免邮标准我可能还得买一堆本来不需要的东西。最重要的是，如前面所说，买多少就会吃掉多少，而我原本并不需要吃那么多。

虽然没网上买，但想吃零食还是要吃的，在便利店随吃随买就好了。可有时候，想要泡个茶，水都烧开了，杯子也烫完了，突然想吃零食，真的就懒得下楼买了，于是叫便利店送上来。便利店 10 元起送，也就是说我一次得买两袋才行。

一段时间后我发现：虽然现在我已经不会一次吃两袋零食了，但是剩下的一袋，几乎都会在第二天被我"干"掉。而我第二天原本并不一定要吃零食，甚至也不一定有时间泡茶，但我极有可能会随便找个理由或者时间把零食吃掉。最重要的是，这第二袋零食，往往吃得"很不理想"，甚至时常吃到一半会觉得，这玩意儿真是又油又辣又咸（仿佛进入了"贤者模式"）。

你一定也有这种体会吧？

对于喜欢吃的食物，在某时某地、某种特定的情境下吃到，是开心满足的，而有时候吃原本喜欢的东西却好像没什么感觉，甚至会嫌弃。吃完后常常也只剩下心理的空虚、愧疚和生理上的不适。

看起来，只是单纯地吃自己喜欢吃的，未必会让人感到快乐。也就是说，"吃喜欢吃的→得到满足→感到快乐"这样的因果链，其实是不完整的，如图 12.2 所示。

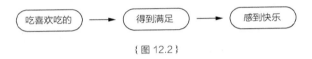

{图 12.2}

上面说的零食的确是我当时喜欢吃的，但隔天吃第二袋，并没有给我带来太多快乐的感觉，甚至有点像要完成任务一样。所以，进食带来的快乐，根源并不是因为"吃了喜欢吃的"，而是"你真的想要吃"。

如果用麦当劳表示"喜欢吃的"，相对完整的因果链应该是这样的："想吃麦当劳→吃了麦当劳→得到满足→感到快乐"。"感到快乐"是因为最初"想吃麦当劳"打开了一个需求缺口，然后通过进食使需求得到满足，最终才带来满足和快乐，如图 12.3 所示。

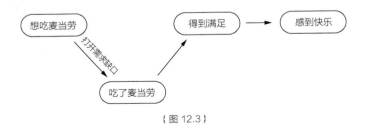

{图 12.3}

也就是说，你的"想吃"所创造的"需求"是**有时效性**的。这个需求只属于现在这个时刻，也只有在当下这个时刻才能被最大化地满足，带来最大化的快乐。（就像现在的你对于曾经热恋或暗恋过的对象，多半也不会有兴趣了。）

我最开始之所以要从便利店叫零食，是因为当下的需求希望被满足，第一袋零食满足的就是此时此刻我的需求，吃第一袋零食，可以获得我期望中的满足和快乐。每次为了凑单而买的第二袋零食，并不是当下（今天）所需，可能还会在第二天变成任务或负担，最重要的是，它不能带给我同等的快乐。

我们把当下想吃某种食物的意愿，称作需求缺口，对它的需求缺口越大，进食后带来的满足感就越强，吃得也越快乐。吃前一天"为了买而买"的第二袋零食，结果多半只是为了吃而吃，跟需求缺口本身没有关系。这当然也会带来"满足"，但这种满足更多来自生理层面，比如味蕾的刺激、咀嚼的快感，最终自然无法获得最初的愉悦感。

自从我发现了这件事，每当我想吃这个零食，就自己下楼去买，因为我希望每一次吃到它，都能获得我期望的那般满足感。

因为想吃而吃，需求缺口通常也接近最大值，此时带来的是生理和心理的双重满足。相比之下，因为（身边）有而吃，需求缺口通常较小，未必会带来理想的进食体验。为了最大化地得到身心的满足和进食的快乐，我们更明智的做法是，在选购时仅考虑当下实际需求，仅购买当下实际所需。

12.4　正常饮食逻辑：按需进食

明明想吃麦当劳，却不让自己吃。

明明喜欢吃麦当劳，却去吃沙拉。

明明只需要一个巨无霸，却因为套餐看起来划算，额外吃了薯条、可乐。

明明喜欢吃板烧，因为巨无霸特价只要 10 块，所以选择巨无霸，或者吃完板烧又额外买了根本吃不下的巨无霸。

明明只需要一份薯条，因为买一送一，就吃了两份。

……

不满足自己的真实需求，最终吃得也不会开心。

自然饮食法的最后一条正常饮食逻辑是：

按需进食。

写出来只有四个字，但在实际执行的时候，可以注意下面几点。

1．尊重真实需求

不逃避、不压抑自己内心的食欲。吃自己真正想吃的食物及分量，不用其他替代，不随便将就。这也是探究真实需求、回归合理食欲的前提。

2. 以自我为中心

购买食物，是因为你想吃而买，关于分量和数量的选择，源自你想吃多少，你实际需要多少。你真实需求的优先级大于一切。不论优惠多大，价格多便宜，如果你不需要那么多，或者根本没想吃这些，就无须为了便宜而吃。

买什么、买多少、怎么买，由你自己的真实需求决定；吃什么、吃多少、怎么吃，由你自己的需求缺口决定。

3. 认清真实需求

在你决定购买食物之前先想清楚：你是因为原本一直就想吃而买，还是刚好看到所以想买。

上面分析过了，前者最终带来的快乐和满足感远远大于后者，在有限的食量下，让自己吃更多因"想吃而买"的食物，显然是更开心且明智的选择。

4. 认清需求时效

只有满足当下实际所需，才是最开心的。

如果一种食物我们想一次性买很多，说明我们喜欢吃，而如果喜欢吃的食物，在日后成了负担或者罪恶感的元凶，那势必会影响我们对它的好感度。

人的喜好有限，能让我们快乐的事物应该珍惜，因为错误的购买决策牺牲一个喜好，显然是不值得的。并且，对于绝大多数人而言，当身边有食物时，就会想吃，因为"身边有"而吃，而不是因为"想吃"而吃。

我收到过很多这样的留言："乐天，我暴食了，我吃了一整箱……体重增加了好多，我好懊恼，好想催吐……"

进食障碍是另一个层面的话题，但值得探究的问题是：为什么你身边会有这么多远超所需的食物呢？当你打算一次性买很多食物时，应该问自己"我真的需要这么多吗？"现在物流这么发达，便利店也非常多，有囤积食物的必要吗？什么时候想吃就什么时候买，现在想吃多少就买多少。这样做也可以从源头上降低暴食的可能性。

所以，想吃得更开心，想让食物更好地满足你，就不要提前或额外购买现在还没打算吃或没那么需要的东西，仅买当下实际所需就好了。

5．按需购买（随吃随买）

前阵子看到一个研究，说想要增加每日喝水的量，只要把杯子换大一号就可以了。看似不可思议，但仔细想想，我们的确习惯于以吃掉一碗、一包、一份、一杯来给一次进食行为画上句号。

最理想的状态当然是：想吃多少，需要多少，就买多少，然而"万恶"的食品公司和销售策略培养了我们买大、买多的消费习惯。

如果你暂时不知道自己实际需要多少，可以尝试这样做：允许自己吃任何想吃的东西，允许自己吃想吃的分量，但在购买时，选择小份，并且分次购买，吃完再买。

宁可吃两小份，也不要买一大份。因为买回一大份，你几乎肯定会吃掉一大份，而买回一小份，你也许吃这么多就够了，而且你会因此了解自己真正需要的是多少。购买小份也许看起来不划算，但想想这些年你为减肥走过的弯路，花过的冤枉钱，几元钱的差价都不是事儿，更何况"亏"几元钱，换来的是身体的舒适和发自内心的开心，何乐而不为呢？

按需购买、随吃随买、吃完再买。相比一次性买很多，你吃的总量会更少且更符合实际所需，不管从金钱还是健康的角度，都要更划算。

6. 因为"想吃"而吃

在最想吃的时候，也就是需求缺口打开时，去吃。因"想吃"而吃，而不是因为身边有而吃。

在进食过程的中后期，随着饱腹感的增加，试着感受对食物实际需求度的逐渐降低，在适当的时候尝试中断（暂停）进食。

问自己："现在的我，这一口，是否需要？我是否已经吃得差不多了？"

当然，现在的你肯定无法一下子做到"吃饱就停"。因为过往的行为模式和饮食习惯，使你一时间很难区分什么才是自己真实需要的，吃多少才是刚刚好的。没关系，现在你只需要做到：尊重并感受自己的真实需求，然后不断探究和尝试怎样吃得最舒服、最开心，就够了。

7. 尊重食物

生活中一定经常出现这样的情况：当下需求已经满足（吃饱了、够了），但食物还没有吃完。

这时，我们要本着珍惜食物的精神，果断放弃掉它们（也可以分享给你的朋友），因为此时此刻，这些食物对你而言已经毫无价值——它们无法继续带给你快乐，没准还会让你的身体不适或产生负面情绪。

放弃的食物抵扣不了你花出去的钱，也救济不了贫困地区的小朋友，想要不浪费，最好的方式不是硬着头皮吃掉不需要的食物，而是在下次尝试着购买自己真正所需要的分量，让食物最大化地发挥它的价值——带给人身心的满足和快乐。

浪费与否，在你购买食物时就已经决定了，跟你最终吃了多少没有关系。真正的浪费是你为了图便宜（或其他与你真实需求无关的因素）去买大份的或现在还没打算吃的食物，甚至根本不需要的食物。

所谓"断舍离"，是为了更好地满足（并在过程中探究）自己的真实需求。我们因"断舍离"的生活方式感到快乐，是因为它恰到好处地满足了我们的实际所需。

扔掉当下不需要的东西，不购买现在用不到的物品，不吃不喜欢的、吃不下的食物，是为了满足自己的真实需求，从而在过程中最大化地获得进食、购买等行为本该带给你的乐趣。

第 13 章

记录减肥法

好吧，我知道你还是直接翻到了这一章。

首先自我介绍一下，我是乐天，2014 年，我的体重一度接近 200 斤，之后我用了 300 天整，减了 60 斤。期间没有做有氧运动，也没做任何需要坚持的事情，同时吃任何我想吃的食物。减肥原本就不该是一场自虐。

这些年来我写下了几十万字的原创文章，分享了我的瘦身方法、心得、理念。你即将看到的下面这些文字，是我结合自己的减肥方法总结而成的记录减肥法。这个方法适合多次减肥失败、无法依靠意志力持续减肥的人，以及想要告别反弹，彻底减肥成功的朋友们。

使用记录减肥法有三个前提：

1. 不做任何需要坚持的事情；

2. 抛开一切能量收支的观念；

3. 吃任何你想吃的。

除此之外，使用记录减肥法瘦下来，需要 300 天。不论你现在离健康体重差多少斤，请都要把瘦身的过程当作一个需要 300 天完成的事情。接受这件事，会大大降低瘦身的难度，同时提高瘦身过程中的幸福感。

记录减肥法是分阶段执行的，我们先从第零阶段开始。

13.1 第零阶段：体重记录

在正式记录之前，我还是强烈希望你可以先看一下第 2 章的内容，了解关于体重和减肥目标的问题。

最初在记录减肥法中，是有每天记录体重的步骤的。随着使用记录减肥法的人越来越多，我也收到了很多反馈，发现这套记录减肥法也无意中帮助了很多有进食障碍的朋友。但对于有进食问题的群体，记录体重很容易带来负面的影响，比如用体重的增减评价自己的饮食是否过量（实际上是不合理的）。

所以在后来修订的记录减肥法中，我删掉了记录体重的步骤。实际上如同我在第 2 章所说，你并不是非得有一个目标体重，标准体重是一个范围，而不是某个定值，在不牺牲健康的前提下，谁也没办法确保自己一定能瘦到某个体重。

体重记录是可选的项目，而且与"效果"并没有什么太大关系，所以作为"第零阶段"。

记录和观测体重**唯一**的目的就是给你带来成就感，如果你总是因为体重的波动影响心情，或者总是会把体重的增减跟当下的饮食或运动状态联系在一起，那就不要太过频繁地称体重了。

有进食问题的朋友，我建议直接把体重秤收起来，或者把电池拿掉，先通过记录减肥法恢复正常的饮食观，然后再考虑减重的问题。（事实上你极有可能根本不需要减重，详见第 2 章。）

在正式开始这段瘦身旅程之前，你可以先称个体重，量一下过肚脐的最小腰围（可以尽可能吸气），并记录在笔记本上，然后给自己正面、侧面拍一个裸上半身的照片，留作纪念。

如果你没有这方面困扰，也没有饮食方面的问题，记录体重也未尝不可。每天只要在清晨（最好是便后）称一次体重，并记录下来就可以了。

每 15 天可以把体重和最小腰围的数据汇总到笔记本上，顺便拍下最新的正面、侧面照片。

13.2　第一阶段：运动微目标

你过往所有对减肥的尝试，都失败了（不然你也不会在看这行文字）。基于这个原因，从现在开始，你需要改变一下减肥思路。

首先，抛开脑中"运动消耗能量""创造能量缺口"这类概念！运动就是运动，是你热爱生活、排解压力、创造快乐的一种手段，它甚至跟减肥都不该有太多关联。

其次，运动的方式有很多种，并不是只有跑步才叫运动，也从来不是只有跑步（等其他有氧运动）才能减肥。"跑步能减肥"跟"跑步能让你减肥"是两码事。前者是一项运动是否具有减肥效果，而后者指的是，你是否能够长期执行并享受它带来的减肥效果。

每个人都会跑步，但不是每个人都有能力完成一次自己认知里"有减肥效果"的跑步。按照多数人对跑步（速度）的理解，甚至难以跑完 1 公里，那又何谈"减肥效果"呢？

我建议所有至今未能减肥身成功的人，至少在未来的几个月里，放弃做一切有氧运动。原因在于，有氧运动对于大多数需要减肥的人而言太难了。难，意味着不宜长期持续——这不是你的错，也不是因为你意志力差，而是我们需要解决的问题。

请永远记住，减肥这件事的难度，是完完全全由你决定的。**当你觉得减肥很难的时候，立刻降低难度。**

现在，我们要换一种更简单的、容易长期持续的运动方式，比如说力量训练。

力量训练又叫重量训练、抗阻力训练。你熟悉的深蹲、卷腹、俯卧撑都属于力量训练的内容。

相比跑步等有氧运动，在力量训练的过程中并不会对你的心肺功能造成过多压力，意味着你不再需要体验到跑步时呼吸困难、气喘吁吁的感觉了。同时，烈日炎炎或风雨大作从此也与你的运动计划无关，力量训练完全可以在家执行，而且所需时间非常少，它不会占用你娱乐或工作的时间，你不需要因为完成今天的运动计划，做出什么"牺牲"——这对于一项运动计划的持续，很重要。

我从近 200 斤一路瘦下来，运动的部分就只是在家做力量训练，每次几十秒，几分钟，十几分钟，看心情。对于运动能力极差的我来说，力量训练最大的好处是，不论是否有运动基础，你总能找到适合自己的强度进行力量训练（我最初用的仅仅是 1.5 千克的哑铃）。

你可以在各种网站、健身类 App 或者相关书籍上找到力量训练的动作示意。（但不要去做健身类 App 上的计划，真的太难了。）在我的微信公众号"乐天瘦身"中，也可以找到编排好的力量训练计划。

力量训练通常的做法是，以一定数量为一组，重复 3～4 组，每次可以针对多个部位进行训练，同个部位的训练建议间隔 2～3 天。（你可以在第 7 章看到关于力量训练的内容。）

也许你现在已经开始规划每天的力量训练内容了，但结果很可能又是半途而废。**你需要的不是一个新的运动方式，而是一个持续运动计划的策略。**我们选择力量训练，是因为它刚好可以配合这个策略。

力量训练可以分割成最小单位进行，比如每天做 1 个卷腹、1 个深蹲、1 个俯卧撑——这就是你接下来每天的运动目标：做 1 个力量训练。

其实你现在就可以先做 1 个卷腹再往下看。做的过程中，顺便数数认真完成 1 个卷腹需要多少秒。之后每天运动所需的刚性时间大概就是这么多。是的，就这么简单。

我知道你心里在想什么——就这样？能减肥吗？

硬要说理论的话，力量训练之后会短暂地提高基础代谢效率。更重要的是，过去你减肥失败的原因，从来就不是运动量太小，而是运动量超出你的负荷，让你内心抗拒，不得不咬牙坚持，而当意志力耗尽，又要反过来怪自己没有毅力。

不想去做的事情，是无法长期持续的。坚持从来就不是减肥的必要条件，你要做的是让瘦身这件事持续下去，"坚持"只是持续的一种方式而已。如果你想让这次的瘦身旅程走到最后，那么就**不要再坚持任何事**（详见第 3 章）。

现在我想问你的问题是：每天做 1 个力量训练，你能否做到？

如果答案是肯定的，那么减肥成功这件事，对你来说就仅仅是时间问题。

从今天开始，我们每天的运动目标就只是：**完成 1 个力量训练**。

如果你今天的状态好，当然可以做得更多，比如以 12 下为一组，完成 1 ~ 3 组。你的目标只定义完成的**下限**，一旦完成了 1 个，今天的运动目标就完成了。至于超过的部分，我们叫它"超额完成"。

想象一下，从今天开始，每天你都能完成运动目标，而且很容易超额完成它——是不是感觉很棒？

让运动计划长期持续的关键并不在于意志力储备，而在于策略。上面这个策略来自《微习惯》一书，我们把"完成 1 个力量训练"叫作运动的微目标。

可能你会觉得，如此小的运动目标简直是"自欺欺人"，但如果你真的去做了，会发现微目标的策略将彻底改变你的生活方式。（你可以在第 5 章了解到更多内容。）

我当时做力量训练的时候，没有如今这么方便的健身类 App，所以就找了一个笔记本，参考健身书上的动作图例自己安排每日的训练内容，在做的过程中也顺便记下完成的组数。

一开始只是记录日期、持续天数、体重、运动计划及完成情况，后来又顺手记录了饮食的内容，还经常把表扬自己的话写在笔记本上。

瘦身成功后，我把记录的内容及理念完整地分享了出来，成为第一版"记录减肥法"。数不清的人因此受益，还顺便帮助了一些有进食障碍的朋友恢复正常。

记录的过程是一种引导，让你学会关注自己的饮食方式、身体感受，逐步摆脱卡路里、能量收支之类的概念，认真地吃饭，享受食物，终学会恰到好处地满足食欲。

执行记录减肥法，只需要一个空白的笔记本。我知道现在手机 App 很方便，但相信我，在你的日常生活中，每天会解锁上百次手机，但没有一次解锁手机的目的是打开记录减肥用的 App。用实体的笔记本做记录，也会让你在瘦下来之后得到一个纪念品，想想就很酷，不是吗？

放心，你不用写太多字，每天也不用花太多时间。我比你还讨厌写字，所以每天的记录内容总是尽可能简单。

第一阶段的记录只需要记 3 项内容：

日　期：_____

持续天数：_____

运动微目标（1 个力量训练）完成情况：～～～～～～

运动后的好感觉（可选）：～～～～～～～～～～～

　　运动微目标完成情况一栏，可用字母 S 表示，完成目标就在后面打个钩，如果完成了不止 1 个力量训练，就画个星，表示超额完成。你还可以顺便记下具体超额完成的数量或者运动的内容、练习的部位。

　　此外，还可以记录下来运动之后的感受或好心情——不只是关于运动的，生活中任何让你感到美好的、积极的事情，都可以顺便写下来。如果你一时间不知道该写什么，推荐看看《生命中最美好的事都是免费的》。

　　记录示例如下：

2021.2.16

Day001

S　☆　腹部 1 整组！

今天早上，走到电梯口，电梯刚好停在我的楼层。

腹部用力的感觉很好！

本阶段所需记录的内容大概就是这样。

需要注意的是，每天的运动微目标完成情况一栏，都应该至少有一个对钩。永远不应该出现哪一天的微目标没有完成的情况，除非它还不够小，或者你忘记了。（为了更好地理解微目标的策略，强烈建议你去看看第 5 章。）

你可以在手机上设置一个每日提醒，时间设在晚上八九点，如果忙了一个白天忘记完成微目标，看到提醒也可以马上做完，毕竟就只有 1 个而已。

运动这件事，只是生活里的调味品，不要让它占用你太多时间和精力。不论你有没有运动基础，或者意志力有多么强大，你每天的运动目标永远只有 1 个力量训练。

你每完成一天的微目标，就是在刷新你持续运动天数的记录，同时你的运动习惯也在过程中逐步养成。

过去减肥失败的原因，从来就不是运动量太少，而是没能持续到底。所以这一次，在运动方面，你要思考的并不是每天要完成多少运动量才能创造能量缺口，而是如何把当前每天的运动计划长期持续下去。

记录减肥法需要分阶段进行，记录的内容也会逐步增加，本阶段的记录格式建议**至少执行一个星期**。

13.3　第二阶段：听到身体的信号

开始第二阶段之前，我强烈建议你阅读一下第 8 章的内容。

在饮食方面，本书介绍了一套自然饮食法，其中有 5 条正常饮食逻辑，在之后的记录里，你会找到对应这些饮食逻辑的内容，其目的是让你恢复自然、正常的饮食。

本阶段的记录，我们将会结合第一条正常饮食逻辑**"依靠本能反应进食"**进行。

人渴了，就会想喝水。当你喝了足够多的水，短时间内就不再想喝了，直到下一次感到口渴——这是很自然的行为，不需要思考，不需要意志力，更不需要其他人监督、指导。

水喝了很多，便不想喝了，因为你已经不渴了，身体告诉你："喝的水足够了，不再需要了"。

吃饭也是同理，饿了就想吃，吃饱了就不再想吃了，这原本就是件自然而简单的事情，你本来就具备自我调控的能力。

当然，在饮食方面，你暂时还做不到如喝水一样自然。因为长期以来，你跟食物以及身体的联结，被各种负面情绪和错误观念阻断了。

想象一下，大夏天你流了一身汗，渴得要死，你买了一瓶冰的矿泉水，喝了一大口，很爽，再想继续往下喝，结果身体里有个声音告诉你——快停下，你今天已经喝了200ml，不能再继续了。

如果你最终敌不过"欲望"，还是喝掉了剩下的水，你会开始自责、懊恼，决定今天、明天减少水分摄入量。

而如果你"成功"压抑住了自己，又有什么意义呢？你还是很渴啊！为什么不能继续喝水了呢？

也许你会说，这例子不恰当，喝水不会让我变胖呀，吃多了我会胖！

没错，但问题是：让你胖的从来就不是昨天、今天、明天你吃了多少，而是昨天、今天、明天，你**想吃**多少。

不论你如何限制，想吃的念头（也就是食欲）都会一直存在，并且越压抑，食欲反而越强。

食物就是食物，饿了就要吃，吃就吃自己想吃的，满足了，你自然会停下来。饮食本该就是这么简单的一件事。

你的目标不是让自己每一天都能成功地把摄入限制在多少卡路里之内，而是每一天你都能自然、轻松地吃喝——像所有正常的"瘦子"一样。你真正要改变的不是每日摄入量，而是饮食习惯。

记住下面3点：

1. 没有不好的食物，只有不合理的饮食方式；

2. 改变饮食方式需要很长，很长，很长的时间；

3. 你现在的一切饮食行为都是合理的——你就是想吃，你就是想吃多，这没任何问题，接受它们，停止自责。

过去你对减肥的观念，剥夺了你对自己的信任感。现在，你要把掌控权交还给身体，让它决定吃什么、吃多少。

我们有的是时间去通过不断尝试、不断练习，逐步学会正确合理地满足身体实际需求。

你要做的，就是允许自己吃任何你想吃的，给自己在饮食方面获得足够的安全感，抛开一切卡路里的观念。

同时，接受未来一段时间里，必然会出现的那些"不符合预期"的饮食方式，这就是你当下真实的状态。试着摆脱掉那些因为限制、愧疚等无用情绪产生的杂音，专心聆听身体的信号。

乐天记录减肥法里，把饱腹度分成了 9 到 13 分饱，具体为：9 分饱——感觉差不多了；10 分饱——刚刚好满足 + 肠胃舒适；11 分饱——有一点点撑；12 分饱——感觉很撑；13 分饱——撑得难受。

你可以根据文字描述，在饭后评估自己这一餐吃了几分饱。其实很好记，感觉差不多，就是 9 分饱。吃得刚刚好、满足，且肠胃舒适，就是 10 分饱。吃得微微撑就是 11 分饱，撑得难受就是 13 分饱，介于两者之间就是 12 分饱。

需要注意的是，饱腹度是一个**相对**的概念，你的 10 分饱跟我的 10 分饱，食物的分量肯定是不同的，以你自己的感受为准就好。

另外，有些朋友一开始可能无法细分具体的饱腹度，这没关系，尽量写个数字就好，重点是在评估饱腹度的过程里，你学会关注自己的肠胃感受了，至于得出怎样的数字，不需要太纠结。

你一定会问，为什么没有8分饱？

所谓的"8分饱"（包括少吃多餐），是说给"瘦子"听的，你现在没能力，也没必要吃8分饱，你理解的8分饱，跟"瘦子"的标准也不一样。在你看来，8分饱等于没吃饱，没吃饱就还会想吃，所以鼓励自己吃8分饱对当下的你来说是没意义的。

此外，需要注意的是，吃到刚刚好10分饱，是一个理想状态，而不是你当下的自我要求和限制。不需要去以10分饱限制自己，更不用强迫自己只能吃到10分饱。

我当然鼓励你尝试在吃得差不多的时候停下来问问自己是否还需要，但你无须强迫自己吃饱就必须停。

同时，吃9到13分饱都没任何问题。吃撑很正常，不需要懊恼和自责，客观地记下饱腹度就够了。事实上你要接受，在未来很长一段时间里，你都很难做到10分饱，但饱腹度仅仅反应肠胃的舒适程度，没有优劣之分。不论你吃了几分饱，这都是现在的你。试着想象自己正在做一个实验，你只是个观测员，负责记录下数据而已。

不论如何，开始关注并记下肠胃的感受，就已经是巨大的进步了，这个阶段的重点也就只是引导你开始关注饱腹感信号，逐步恢复你跟身体的联系。

明白了饱腹度的概念，以及记录饱腹度的意义，接下来我们就可以开始第二阶段的记录了。

记录饱腹度很简单，只需要在午餐、晚餐后，结合身体感受，记下饱腹度的数字。也可以在完成运动微目标后一起记。

记录的格式是：

日期：_____

持续天数：_____

运动微目标完成情况（完成打✔，超额完成画☆）：_____

运动后的好感觉：_____

其他让你感到开心愉悦的转变：_____

午餐饱腹度（写下数字 9~13 即可，下同）：_____

晚餐饱腹度：_____

我希望你花在记录上的时间、写下的字越少越好，你自己能看得懂就行。当然如果你想随手记下早餐的饱腹度，也都可以。

当你刚好在某一餐吃到了 10 分饱，或者开始对自己的肠胃、自身的需求有所关注，感受到一丝丝进步，就可以在旁边打个钩、画个星形或者心形，简单歌颂一下自己，或写下自己的感悟。在记录的过程中，发现自己任何微小的进步或者有什么想说的，都可以记下来。

记录饱腹度，目的是引导你关注身体的饱腹感信号。一段时间后，你也许能够在吃饭的过程中偶尔停顿一下，细细品味嘴巴里的味道，咀嚼食物的感受，并评估一下当前大概是几分饱。

再次强调，现阶段你只要能写出自己当前的饱腹感，就已经是一项成就了，至于饱腹感的数字是多少，并没有那么重要。我们先解决"感觉到饱"的问题，然后再试着处理"如何在恰当的时机停下来"，一步一步来。

以上就是记录减肥法第二阶段的记录方式，本阶段我依然建议持续至少一周以上，当你能够适应当下的记录模式，再进入下一阶段。提早去记更多内容，并不会让你瘦得更快，反而会给自己带来负担，影响持续性。

13.4　第三阶段：10 分饱心得

接下来开始第三阶段的饮食记录——10 分饱心得。在此之前我强烈建议你阅读一下第 9 章的内容。自然饮食法的第二条正常饮食逻辑是：**吃撑了，过了就过了。**

"撑得难受"实际上是身体在传达信号：这顿饭远超所需了。

吃多，一方面是因为正在减肥的你本来就需要吃更多，以及过去对食欲的压抑、失控后的罪恶感造成你"非理性"进食，另一方面在于，你不知道最适合自己的分量是多少，你认知里的饮食所需，跟实际的身体所需有了**偏差**。

解决这种偏差最好的方式就是，积累足够多的数据，进行**校准**。

以前我跟我老婆吃麦当劳，我需要点两份套餐，而她只吃一个汉堡，没准还会剩下。跟其他女性朋友一起吃麦当劳，我也会惊讶于她们只吃一个麦香鱼——在那时的我看来这只能算作小吃，跟薯条平级，根本不算主食。

每次点餐的时候，我都会无数次跟她们确认——这样真的可以吃饱吗？得到的答案都是肯定的，而且纵使我千般诱惑——要不要再多点个辣翅？她们也不为所动。

根本原因不在于自律，而在于她们的饮食数据库积累了足够多的经验，清楚自己需要多少分量，如何搭配才更有可能吃到刚刚好。

就像俄罗斯方块游戏，屏幕上方会随机掉落各种形状的构件，游戏高手总是能迅速地判断出这个形状的构件要摆在哪里，要以什么方向摆放，才能最大化地利用好它。

接下来的记录内容，除了吃午餐、晚餐的饱腹度，还要顺便写下你认为吃到什么程度会是一个刚好的状态。

别紧张，你不需要要求自己每餐都吃 10 分饱，不论是现在还是以后，都不要要求自己"吃到刚好"，更不要强迫自己"吃饱就停"。

你现在很难做到这件事，更重要的是，它应该是自然的行为——如果你做得到，自然就做到了，不需要任何约束，就像前面举的喝水的例子一样。

你只需要在饭后思考并记录下：**以你的实际食量，今天吃哪些东西，可以达到 10 分饱。**

之前的记录格式你应该已经很熟悉了，这个阶段新加入的记录项目，我把它叫作"10 分饱心得"，用"10="表示。

从今天起，你需要分别在午餐、晚餐饱腹度下一行，加入 10 分饱心得这一项。

记录的格式是：

日期：_____

持续天数（每 10 天可以给自己画个☆鼓励一下）：_____

运动微目标完成情况：_____

运动后的好感觉：_____

其他让你感到开心愉悦的转变：_____

午餐饱腹度：_____

10 分饱心得（用"10="表示，下同）：_____

晚餐饱腹度：_____

10 分饱心得：_____

比如，你今天中午吃了一个巨无霸、一对辣翅、一盒麦乐鸡、一份中薯，还有一杯可乐。

假设你吃这样的分量是 13 分饱，写下饱腹度之后，你还要做一件事，就是回想一下，如何重新搭配这些食物，就可以吃到刚好，或者说研究一下你自己的 10 分饱可以拿什么食物构成。

如果你思考后发现，好像麦乐鸡可有可无，不蘸酱吃也没什么味道，去掉它，刚好就是 10 分饱。

那么就记下："10= 巨无霸 + 辣翅 + 中薯 + 可乐"。

初期 10 分饱心得一栏，只需要粗略地写下可能构成 10 分饱的食物搭配，等后期熟练以后，你可以更具体地写下食物的分量，比如一个辣翅、半份薯条、80% 可乐和三块比萨。

当然也可以不写得这么详细，**我们的目的仅仅是更准确地去探究和记录 10 分饱的实际构成，为下次购买决策作为参考，同时更加了解自己的肠胃容量。**

如果你有余力，还可以顺便记录下身体的感受及心得，比如吃一对辣翅的时候感觉刚好，但最终吃了 4 个，现在肠胃的感觉是什么样的。

重点在于描述和探究怎样的量才能达到自己最舒服的状态，关注身体的信号和肠胃的感受，像做实验一样客观记录下来就可以了。

注意，一定不要给食物称重量，吃喝的过程，以及记录饮食的过程都应该是轻松的，没有负担的，简单地记录就够了，开心地去吃，然后带着好奇的心态去记录。

现在我们要做的并不是去行动，而是让自己思考，建立对肠胃和食欲的深层认知。

记得定期翻翻笔记本，回顾一下过往的记录，你会建立越来越多的 10 分饱构成方案。

你要想的不是如何管住自己，不去吃自己想吃的，而是对肠胃容量建立一个合理的认知，然后通过不断尝试，学会把自己最喜欢的那些食物，按照合理的分量和搭配，放进有限的肠胃空间里。

减肥不是让你少吃，而是让你真正学会品味食物。

13.5　第四阶段：饮食清单

本阶段的记录内容跟第 10、11 章有关。对应的自然饮食法的正常饮食逻辑有两条，分别是：**允许自己吃、依照真实食欲进食。**

在之前的章节里，我用麦当劳举过一个例子。我曾经疯狂地迷恋麦当劳，并不是因为它有多好吃，而是认知习惯代替了食欲，形成了"吃麦当劳—开心满足"的认知，跳过了品尝的过程。

我们可以通过重新审视原有思维习惯（联结），然后在固有的认知之上建立更完整的联结来实现行为模式的修正。

现在你可以尝试重新掌握主动权，用自主思考代替思维习惯，更新一下原有联结中的结论。试着回到第一次吃麦当劳时的样子：一切的食物都是新鲜的，你需要仔细品尝味道，然后问自己是否好吃，是否喜欢，再根据自己的实际感受得出结论。简单讲就是：认真吃饭，细细品味，感知食物，感受身体。

当然，你也许依然会得到同样的结论，但至少这个结论是经过思考得出的，而不是由思维习惯左右的。接下来，你可以尝试那些你喜欢的，或者你认为你喜欢吃的东西，认真品尝它们的味道。很可能你会对结果大吃一惊……就像我瘦下来之后才知道麦当劳里牛肉饼的味道……

我不认为你需要依靠自控，才能让自己变得更好。正如我不认为你需要别人教你减肥怎么吃、吃什么，因为你一直都知道怎样做是对的、怎样做更好，只是暂时还不能转化成行动。

你那些条件反射似的控制，以及失控带来的种种负面情绪，占据了你的精力和思考能力，阻碍了你听到身体的声音，阻碍了你做出不同的尝试，更阻碍了你建立起新的联结（认知）。

所以，你首先要做的，就是停止控制，接受当下自己种种的"不健康行为"，减少那些负面的情绪。

然后，鼓励自己做出新的尝试，允许自己吃，观察肠胃的感受，形成更完整的联结。

第三，尊重真实的食欲，细细品尝食物，因为喜欢吃而吃。

当食欲产生，首先你要**识别并承认**自己当下的食欲——我现在想吃麦当劳了。然后你需要做的是，问自己：

"我有多么想吃麦当劳？想吃的欲望按 1～10 评级的话大概是多少？是麦当劳的哪个食物、味道、细节勾起了我的食欲？"

"我喜欢吃的究竟是什么？想吃巨无霸的话，是因为牛肉饼、酸黄瓜、酱料的味道还是三层面包胚呢？想吃薯条的话，是因为油炸的酥脆、表面撒盐带来的咸味还是番茄酱的味道呢？"

如果你一时间无法给出这些答案，可以购买对应的食物细细品尝，然后得到认知，确定某个食物是否符合预期。

你可以通过记录来加强自己对饮食的印象，完善自己的饮食偏好数据库。从今天开始，去做个美食家，品鉴每天吃的食物，看看味道是否符合预期。

把食物分成"味道不错"和"食之无味"两类。"味道不错"用对钩加一个圆圈表示，"食之无味"用叉叉加一个圆圈表示。

记录的格式是：

日期：_____

持续天数：_____

运动微目标完成情况：_____

运动后的好感觉：_____

其他让你感到开心愉悦的转变：_____

午餐饱腹度：＿＿＿＿＿＿＿＿＿＿＿＿＿＿＿＿＿＿＿＿＿＿

10 分饱心得：＿＿＿＿＿＿＿＿＿＿＿＿＿＿＿＿＿＿＿＿＿

晚餐饱腹度：＿＿＿＿＿＿＿＿＿＿＿＿＿＿＿＿＿＿＿＿＿＿

10 分饱心得：＿＿＿＿＿＿＿＿＿＿＿＿＿＿＿＿＿＿＿＿＿

味道不错：＿＿＿＿＿＿＿＿＿＿＿＿＿＿＿＿＿＿＿＿＿

食之无味：＿＿＿＿＿＿＿＿＿＿＿＿＿＿＿＿＿＿＿＿＿

看起来记录的格式越来越复杂了，别担心，怎么简单怎么记，你完全不需要写下冒号前面的项目名称，直接按顺序写，每行一项内容即可，自己看得懂就好。

此外，你还可以在 10 分饱心得一栏中记录的食物上直接打钩或者画叉叉，来表示"味道不错"或"食之无味"。

每天记录时，回想一下今天吃进嘴巴的食物，哪些是味道不错的，哪些是不太符合预期的。不需要全部记下来，记一个印象深刻的，你觉得非记不可的就可以了。

比如你今天吃了一顿超级无敌好吃的烤肉，五花肉好吃到不行，那就把它写在味道不错一栏中。你可以详细描述一下，它为什么好吃，就像写美食点评一样。

对待食之无味的食物也是一样，写下印象深刻的那个，顺便描述一下它为什么不符合预期（如果没有，可以放空）。

除此之外，有些食物刚入口是好吃的，但是吃太多就会觉得没意思了。比如薯条你觉得好吃，但是吃到后面会觉得有几个软掉了，而且略咸。所以一份薯条，对你而言最好吃的部分也许就是前 70%。此时你也可以在味道不错一栏中写下你觉得刚好满足且好吃的分量。

每隔 15 天，请对两类食物进行一次汇总。用一页空白的纸，汇总自己觉得味道不错和食之无味的食物清单。

其实现在你就可以翻到笔记本的第 15 页之后，写下"汇总"两个字，作为提醒。（这又是使用实体笔记本记录的好处之一，你随时都可以翻到未来的某一天，写下一些提醒或鼓励。）

对于味道不错一栏的食物，汇总的时候可以写下食物名称、适合的分量，如果某项食物多次出现，你可以打钩，把它加入你的饮食备选清单中，当纠结今天吃什么的时候，你可以选择这些食物以及对应的分量。

而对于之前在食之无味一栏中记下的食物，你也可以汇总一下它们的名称，以及你之前对它们的点评，避免"踩雷"，带来不好的进食体验。

通过翻看之前的记录内容、定期汇总，你会对自己的饮食偏好有更多了解，顺便也能剔除那些每次因为习惯而选择的其实也并没那么好吃的食物。

以上就是第四阶段的记录内容，需要注意的是，**本阶段建议执行一个月以上，**也就是说，在你至少汇总过 2 次饮食清单之后，再进行下一阶段的记录。再次强调，提前开启下一阶段的记录并不会加快你的减肥进程，少就是多，慢就是快。

13.6　第五阶段：每天剩一口

本章是记录减肥法的最终阶段，其中的内容跟第 12 章有关。

在记录的第一阶段，我们使用了微目标策略让自己保持每天运动，从现在开始，我们要把这一策略运用在饮食上，具体来说就是——**每天剩一口**。

这个微目标执行起来也非常简单：只需要在一天中的任何时候，剩下任何一口多余的饭、菜、零食、饮料就算完成。

很简单吧？

需要注意，每天剩一口，是建立在你的食欲已经得到满足的基础上的。

你无须为此饿肚子甚至节食，你依然可以每天吃你想吃的，吃到满足，我们只是去剩下那些你满足之后不再需要的、可有可无的、味道一般的食物。

并且，所谓的"一口"并没有明确的分量，剩下一粒米饭、半根薯条、面包的一角甚至一滴饮料，都算完成。

这个微目标执行起来也许会带来一些顾虑，毕竟从小我们被教育"不能浪费食物"，大家总是认为必须吃光眼前的所有餐食。

其实吃饭的终极奥义就是让自己获得身心的满足，而是否满足并不取决于你眼前的食物是否被全部吃掉，而在于你自己是不是吃饱了，吃够了。

　　一旦我们当下的需求被满足，食物就不能再给我们带来满足和愉悦了，为了所谓的"不浪费"而把食物塞进肠胃的行为，既不尊重食物，也不尊重自己。所以，当食物不能再带来预期的满足感时，就果断废弃它们。

　　除此之外，"浪费"实质上是对购买决策的评价。也就是说，从你付款完成的那一秒开始，这个决策浪不浪费，就已经确定了。

　　如果你真的不想做个浪费的人，就更要通过"剩一口"这个微目标，深入了解自己对食物的需求和喜好，学会选购更适合自己的食物和分量，从而做出更好的决策。

　　"剩一口"，并不是为了减少所谓的能量摄入，甚至不是为了减肥，而是让我们学会废弃超出自己身体所需的食物，找到自己真正喜欢吃的，从而更好地满足食欲，让自己吃得更开心。

　　你可以用"①"来表示"每天剩一口"这个微目标，记录格式如下：

日　期：_____

持续天数：_____

运动微目标完成情况：_____

运动后的好感觉：_____

其他让你感到开心愉悦的转变：_____

午餐饱腹度：_____

10分饱心得：_____

晚餐饱腹度：_____

10分饱心得：_____

味道不错：_____

食之无味：_____

每天剩一口（用"①"表示）：_____

　　只要在一天之中任何一次进食的过程里，剩下了（超出所需的）一口，就在①右边打钩表示完成。

　　如果一天之中超过一次地剩下多余食物，或者剩下了不止一口食物，则用星形表示超额完成。你还可以在打钩或画星形之后，随手写下更多内容。比如今天剩了什么东西，有什么感受，或者购买食物方面的心得、下次还想尝试什么食物等内容。

　　至此，完整的记录格式就讲完了。我强烈建议你按照顺序和建议的时间来逐步解锁记录的项目，此外，如果你暂时还没完成正文部分的阅读建议，还是把它们都看一遍。如同在本书开头说的，方法不重要，能帮助你正确地看待减肥，引发对过往减肥方法的些许思考，才是这本书真正的目的。

最后我想解答一个问题，也许你在开始执行前，或者在记录的过程中，会想知道："我需要记录多久？"

如果你还没开始记录，这个问题的答案会是至少 300 天。如果你已经记录了一段时间，那么我想说的是，在一个理想的、积极的状态下，你是不应该问出这个问题的。就像在观赏一部好看的电影，过程中你不会关注时间一样。你应该享受当下的状态，或许需要调整一下微目标，确保它足够小，且心中没有暗自增加目标完成的门槛。（这部分内容可以回看一下第 4 章。）

记录是为了让你恢复跟身体的联结，回忆起自然的进食状态，同时放大成就感，促成行为方式的改变。你的体重并不需要通过记录来维持，如同前面的章节所说，维持体重是个伪命题。

那么，什么时候才能停止记录？

记录，是为了有一天你不再需要记录，当你发现自己处于一个积极的状态，慢慢开始变好，有一天自然会知道是否还需要继续记下去。我在减肥的中后期，刻意运动的时间和频率都在逐步减少，我的记录和运动是同步进行的，所以后期我也不再记录了。但这不影响我正常的生活，更不影响我体重的降低或维持，因为我心底知道，我已经一步步变成了一个"瘦子"。

有一天，你也会发现，自己真的成了一个"瘦子"。

第 **14** 章

都会好的

这是本书的最后一章，我想聊
点别的。

14.1　减肥是无限游戏

好几年前，我曾经迷上了一个手机游戏。起因是某次聚会有点无聊了，想起当时各种 App 上铺天盖地的某款游戏广告，就去下载了。事实上在此之前，我从来不玩手机游戏，包括很火的那几款。（所以，一个你本来没兴趣的东西，如果一万次出现在你眼前，也许你也会拿起来试试看吧。这大概也是足球场上可乐、啤酒和薯片广告的逻辑。）

这个游戏本身挺无脑的，几乎不用操作，就把你的英雄角色放在某个位置上，他们自己来击败敌人。制作商为了让一切更加无脑，设定了加速打斗过程，甚至跳过过程，可以直接看到结果成功或失败……

此外，升级打怪也完全不需要你手动操作，英雄放着，自动挂机，只需要登录游戏领取经验值就好了，每天能获取的经验值基本也是固定的，意味着升级的速度也是固定的。

如果等级不够，就没法继续打下面的关卡，或者解锁其他玩法。每天能在游戏里做的事情非常有限，几乎每个功能都有次数限制。要么自己等级够了，次数不够，要么游戏次数足够，但等级和实力不够。

总之，经过初期 1~2 天布局，每天完成了当天任务之后，剩下的就都是垃圾时间了。每天就只能玩这么十几分钟，显然对于很多人来说是不够的。每个人都想做更多，想合成更多英雄，想升级更快，想在竞技场更有实力……

所以呢，充钱嘛。

游戏次数不够？买。

英雄不够厉害？买。

装备不好？买。

花的钱越多，VIP 等级也越高，会提升你的升级速度，让你能够更快地体验后面的游戏内容。

游戏的盈利模式，是建立在每个人愿意在即时满足这件事上花的成本。

当然也有很多"0 氪党"（从来不充值的玩家），一分钱不花，就每天打开游戏完成基本任务。不过，不氪金（充钱），每天对角色成长的推动上限会很低，所以他们的游戏时间是以"周"甚至"月"为周期的，用一两年的时间慢慢成长。

游戏里有抽奖的机制，可以抽英雄、抽装备、抽材料，每抽一次就要消耗一个道具，道具可以用有限的游戏金币购买，当然也可以直接花钱。

每天能在商店买到的抽奖道具是有数量限制的，比如抽高级英雄的道具一天只能买 1 个，抽随机英雄的卷轴一天最多买 8 个。

每个星期运营商都会做一个为期一周的活动，比如抽英雄的活动，你在活动期间抽的次数达到一定数量，就能获取厉害的装备或英雄作为奖励。

仅仅只是在开始活动之后花游戏币买抽奖券，是远远不够的。所以"0 氪党"的策略是每天上线购买抽奖道具，但不去使用，等到对应的活动开始后一次性用掉。

愿意用一个较长的周期来玩这个游戏，是另一种玩法，同样会乐趣满满，而且收益往往更大。

但如果目标是最高档次的奖励，囤货往往需要好几个星期，如果游戏币不够甚至需要个把月。

并且，囤货意味着当下不能去使用这些抽奖道具，而有时候你就差某个英雄就能升级了，所以很想抽个奖赌赌运气。一旦抽了第一次，就会有第二次，第三次，囤的那些道具就这样被消耗掉了。

大概就是即时满足一时爽，一直满足一直爽……

我陆陆续续也充了不少钱，买了个英雄、一些升级材料，和每周活动的各种抽奖券（我基本属于囤不住货的那种人）。

毕竟如果不花钱，厉害的英雄要个把月才能拿到，收集的道具数量也不足以拿到奖励。这时候纠结氪金或不氪金是没意义的，小孩子才做选择题，成年人嘛……多大事儿，一顿饭钱而已，氪它。

后来发现，之前低级别的时候，花钱购买的东西，在等级高了以后，获取难度和成本都大大降低。

早期厉害的英雄（我在上面投资了很多），结果到后期一文不值，变成其他英雄的升级材料。

倒也可以理解，毕竟想在游戏的第三五天，体验到普通玩家游戏三五十天的进度，就得付出额外的成本。

高级的营销模式背后，就是对人性的洞察。

看了账单才发现，不到两个月，我在这个游戏上竟然花了那么多钱。可见在这个时代延迟满足的代价有多么高。想想也是，吃喝玩乐，基本都能马上得到。我粗略一想，如今生活中需要等待的，好像就只剩下红绿灯和外卖小哥了……

减肥这件事情，也有氪金和不氪金两种"玩法"。

用正常、不氪金的方式，瘦下来的速度基本是固定的，也就是说每一天，我们的所作所为，对减肥这件事的推进是有上限的。如果想加快进度，就要付出额外的时间、精力和金钱。但不同于游戏，盲目地加快进度未必有意义。

我有个朋友在做微商，卖很多东西，其中有一种代餐，据说可以增强饱腹感，还包含某某成分……我们一起出去吃饭，她也不敢吃主食。她觉得只要吃代餐，饮食上再按照说明注意一下，就可以了。我们每次见面，她都会说最近又瘦了几斤。

前几天她说想赶紧瘦下来，就可以不再吃代餐而正常吃喝了，毕竟代餐也挺贵的。我顺势一问价格……688！只够吃大概两个星期……

体重降低的速度可以通过各种手段加快，而变瘦的进程，却很难通过外力推进。

吃代餐，到达目标体重，然后呢？

代餐本身不会改变你的食欲，就像她说的，瘦下来之后，她还是想正常吃自己想吃的食物。她减掉的几斤体重，与其说是代餐的功劳，不如说是这段时间对饮食稍加限制的结果。

很多人都想要快速减肥，网络上也有各种"如何一个月瘦 20 斤"的帖子。月瘦 20 斤这件事有很多途径可以实现，但是，我不鼓励你这样做。

且不谈这种瘦身速度对应的难度和痛苦有多大，重点在于即便你一个月瘦了 20 斤，也未必是真的瘦。我们在第 10 章聊到过这个问题，比起"如何月瘦 20 斤"，更重要的问题应该是月瘦 20 斤之后如何生活。**瘦，不是某个体重数值，而是一种生活方式。**

就像"0 氪党"眼中的游戏方式，每个人以健康为前提的减重速度几乎都是固定的。

正常状态下，我们每天能为减肥的付出是有限的，推动减肥的进程也是有限的。

减肥的进程是由持续时间（天数）推动的，而不是某一天或某几天的加倍付出推动的。

减肥不在于用了多久瘦，而在于瘦了多久。想通这件事，你对代餐和减肥药之类的广告，基本就能免疫了。

有一本很有意思的书，叫作《有限与无限的游戏》。作者詹姆斯·卡斯的写作风格，简单粗暴，全书一句多余的话都没有，也很少举例，以至于薄薄的一本书读起来相当费神。书中把我们接触到的"游戏"分成"有限游戏"和"无限游戏"。

"有限游戏"就是能够结束的有终点的游戏，比如一场足球比赛，或者下棋，要么时间到了，要么被"将军"了，它总会得到一个结局。而"无限游戏"，指的就是前面讲的这类手机游戏，它没有真正意义上的输赢，也没有什么终点和结局。

那么，减肥是"有限游戏"还是"无限游戏"呢？

很多人虽然嘴巴上说"减肥是一辈子的事（业）"，但依然是用玩"有限游戏"的方式来减肥，因为他们认为瘦、减肥等于达到某个体重，于是用尽办法追求体重的快速下降。

真的减到 100 斤、90 斤之后，可能又会遇到其他问题。"有限游戏"的玩法，显然不适合"无限游戏"。

减肥是哪种游戏的重点在于，瘦是否有终点。如果你明白瘦是一种生活方式，你会发现减肥其实是一个"无限游戏"。

所以减肥是一辈子的事吗？当然不是！

把减肥当一辈子的事（业）的人，大多玩的是一个叫作"维持体重"的"无限游戏"。减肥这个游戏的本质是"变瘦"，而不是"减体重"。**减肥不是一辈子的事，瘦才是。**

　　所以，作为一个"无限游戏"，减肥更适合"0 氪党"的玩法——拉长游戏周期，合理配置有限资源（意志力），认清每日付出对瘦身进程推动的上限，发现不同的乐趣和风景。

　　话说回来，前面提到的那个手机游戏，我玩了大概两个月就删掉了，没有一丝留恋。至于那些花出去的钱，已经是沉没成本，我觉得能了解到现在的手机游戏是什么样子，人们都在玩什么，以及游戏厂商的盈利模式，已经值回"票价"了。

　　其实，游戏让人上瘾的并不是游戏内容本身，而是低成本获取满足感的诱惑。即时满足带来的是生理性刺激，是当下的"爽"。然而"爽"完了以后，剩下的依然是每天平平常常的生活。

　　如今，人们越来越偏爱短平快的东西，对"无聊"的容忍度越来越低，耐心也越来越少，我打赌此时此刻你依然没办法完全接受"减肥需要 300 天"这种设定。

　　我在《慢的艺术》一书中，认识到了"内观"的概念。简单说，"内观"就是主动去观察、觉察各种事情。

　　做起来也很简单：你只需要带着好奇心，去觉察自己听到什么、闻到什么、品尝到什么、触碰到什么，以及觉察自己的情绪和反应。

　　比如此时此刻，你正看着这本书，你有没有留意到手掌拿起书的感觉是怎样的，手指抵住书封面的感觉又是怎样的？……

　　我想在看完上一段文字之前，你并没有注意到这些感觉，因为你正期待着能从这些文字里获得什么有帮助的内容，心里也许还想着手机上是不是有什么待回复的信息，社交媒体上有没有什么新鲜的事情。

你的专注力也开始了倒计时——如果目光再扫过几行字，没看到什么"有用"的东西，就打算拿起手机刷一下了。

而信息的提供方有一万种有意无意的方式去抓住你的眼球，比如加粗、居中一行字，问你一个直击内心的问题——**你有多久没有专心地做一件事了？** 然后再来一个小标题，让你获得"读完了一部分"的成就感，吸引你继续看下去……嗯，就像这样。

14.2　人性是经不起考验的

前阵子本想在知乎上查个东西，顺手点到了一个感兴趣的小视频，视频结束后又会自动播放下一个……等我意识到自己似乎看了很久手机的时候，时间已经过去了一个多小时。这事儿让我挺震撼的。

同样的事情也发生在各大搜索引擎。作为大部分浏览器的默认主页，很多搜索引擎首页都会有一个"热搜榜"，告诉你现在正在发生什么事情，等你看完了一圈之后，往往忘记了一开始想要查找什么信息。

事实就是，人很容易"上瘾"——在一切生活中的缝隙，都会拿起手机，检查自己"脱离世界"的这几分钟，是不是错过了什么惊天动地的事情。

你无时无刻不在期待着更大的刺激，以应对当前平淡的日常生活。而这个时代，"延迟满足"这件事，越来越难做到了——当天可达的电商、半小时送到的美食、随意点播的娱乐节目……

当意识到这一点后，我删掉了手机上很多 App，还设置了使用时间限制。但起初并没有太大的作用，因为我依然会想要在一切空当中拿起手机，我甚至都不知道为什么要拿起手机，这个行为毫无目的，或者说唯一的目的就是寻求可能的刺激。

于是我决定在下次毫无目的想要拿起手机之前，暂时按捺住这个动作，让自己静止 2 秒钟，什么都不做，去感受，倾听自己的心声，搞清楚自己拿起手机是想做什么，仅仅是因为习惯，还是想查阅什么信息，去试着有意识地使用手机。

太长不看、无聊不看、太慢不看……每个人都期望用更少的时间、更快地获取更多劲爆的内容。人们不再关注生命中"无关紧要"的细节、感受、情绪，因为生活中已经存在太多的刺激，而这些刺激也在不断提升人们的阈值。

于是我们开始渴求更爆炸的信息、更激烈的游戏、更猎奇的视频，当然也包括，更多的、更重口的食物。人们常常一边吃饭，一边想着其他事情，或者一边玩手机，视线甚至都不在食物上，更不要说细细品尝食物的味道了，只是机械地把食物送到嘴里。你不知道食物的味道，也不知道自己真正需要吃多少，你不再能听到身体的反馈和信号。

不妨试着练习一下前面提到的"内观"。在吃饭的时候，拿出几秒钟的时间，专心体验当前的食物，在心里描述一下它的味道、咀嚼的感受，评估一下自己当前的饱腹度——其实这也是记录减肥法试图引导你做的事情。

在做任何事的过程中都可以进行内观。

如果你现在正站着，就感受一下脚掌跟鞋垫、地面接触的感觉；如果你正坐着，就体会一下臀部与椅子、沙发接触的感觉；喝水的时候，可以关注和想象水从接触嘴唇到咽喉的过程；健身的时候，可以在脑子里描绘一下是身体哪个部位、哪块肌肉正在紧绷、发力。

你也可以在空闲的时候做几个深呼吸：清空一切杂念，只专注于呼气和吸气，心里默念"吸气"，然后吸气直到肺部充盈（初期可以默数 1—2—3—4），再呼出所有气体，重复几次。（这招对失眠也很有用……）

在呼吸的过程中，你只需要专注呼吸，试着感受空气进入鼻腔的瞬间、肺部膨胀的感觉，等等。

听起来似乎没啥用，而且很玄乎，你不妨就把它当作每天放空自己几秒钟的方式，一开始也许会觉得无聊，但刻意做几次这样的练习，你就能发现自己的视角开始变得不同。

内观，其实就是把自己抽离出来，从"上帝视角"认真体会当前的感受和情绪，有意识地觉察当下的一切。

内观、正念或者冥想，不论怎么称呼这件事，它的重点都是让你恢复对身体、感受和情绪的敏感度，对一切重新燃起好奇心，让自己觉察到生命的细节、感受到时间的流逝和内心的情感，从而变得更加专注、敏锐。

那么现在，暂时放下这本书（也别拿起手机），完全放空几秒钟，或者尝试认真观察一下周遭的事物、感受内心此刻的情绪吧。然后，记住这种感觉——这就是你认真对待生活的样子。

你随时都可以进行内观，随时都可以开始改变，无须等一个新的开始，每一秒都是全新的。

14.3　做做减法

有本书名字叫《做二休五》，意思就是每个星期只工作两天，休息五天。作者叫大原扁理，1985 年生人，高中毕业以后在家宅了 3 年，然后出国转了一圈。回到日本后做过很多份工作，后来觉得每天工作时间那么长，假日的时间又少得可怜，这样没品质的生活不是自己想要的，各种以加班为荣的风气也不是他喜欢的……于是他决定搬到东京市郊"隐居"。

整整 8 年，他不参加社交活动、不用手机、不用宽带，用最少的工作时间投入，满足最基本日常生活所需，大多数时候，他每周只工作 2 天。

以下摘录他说过的话：

在旁人看来，一个高中学历、身心健全的男子，既不升学也不就业，足不出户又没朋友，旁人一定会担心地想："你还好吧？"……人生不是被给予的，而是由自己选择后产生的，或许我当时体会到了这层快感也不一定。重点在于，不用认真做取舍、选择，也生活得下去。泡澡之后脏污就算没有被洗掉，也不会死。……只要能够满足衣食住的需求，就不要为了其他目的而庸庸碌碌地工作。

书中开头几章，基本都在分享"如何用最低成本在日本生存"，各种小技巧看起来也是很搞笑。会看到很多"因为没钱，所以……""……这样的话，就可以省下很多钱"之类的句子。每周只工作 2 天的话……真的会很穷，但是呢，穷，在大原扁理眼中，只是一种选择而已。

话说回来，为什么我们需要那么多钱？

为了温饱，当然无可厚非。问题在于温饱了之后呢？

我们习惯做加法。觉得自己有了足够的钱，就可以拥有各种喜欢的东西，可以环游世界，可以不再工作。

首先，欲望永远都走在购买力前面，不然也不叫欲望了。小时候你有多么想要那个几块钱的文具、几十块的玩具，未来你就会有多么想买几十万的车子和几百、几千万的房子。

而环游世界其实并不需要太多的钱，或者说阻碍一个人去环游世界的，从来就不是金钱。最直接的阻碍是，去旅游没年假，没几个人敢就此辞职，尝试不同的生活方式。

那么，赚了足够多的钱，就可以不再工作了吗？事实上，对于很多人来说，实现自我价值的唯一方式就是工作。

"等我有了钱，我就能……"这样的想法，背后其实代表着你没想明白：如何过好当下的生活。"等我瘦了以后，我就能……"也是一样。

前两年我带陆涵去动物园玩，园区里有很多表演，有个环节是随机找几个观众上台跟动物互动。我到现在还记得，有个爸爸被请上台，说他是带女儿来的，希望以后可以有更多时间陪伴她。

大家自然会给予掌声，可是这话我听得挺别扭——他现在不是正在陪他女儿吗？"希望以后有更多时间陪伴家人孩子"，其中的"希望"，指的是向神明祈祷，还是自己的期待？

多花点时间陪家人，不需要借助神明的力量，也不需要去期待，这难道不是随时都可以去做的事情吗？又或许这只是弥补愧疚的一种表达方式？

"能够做的"事，是由年龄、知识积累、社会地位、财富水平决定的；"可以做的"事，只是由你自己决定的。当然，一切选择皆有代价，但你随时都有选择的权利。

大原扁理说：

所谓的人类，原来并不是依照顺序走的啊……无论年轻人或老人，明天都可能因为突发事故或疾病而死去。与年龄没有关系。因此，比起今天"我能做什么"，用"我不做什么也可以"的消去法来思考，会更快乐也不一定。

对当时的我而言，因为或许明天就会死，所以现在"不升学也可以""不就业也可以""不结婚也可以""不存钱也可以""不跟人来往也可以""不达成父母的期待也可以"等等，就是这个"现在不马上做什么也可以"的节奏。

我甚至觉得，该不会人生有八成都是由不用做的事所构成的吧？基于这个理由，我很喜欢的一句话是"二十岁之后的人生要用减法。"这个也想做，那个也想尝试，一直用加法来思考的话，全部都会混在一起，有时反而不知道什么才是自己真正想做的事了。

先快、准、狠地删掉不用立刻做的事，剩下来的就是在死前无论如何也想做的事了。这样的话，就算今晚死神突然来敲门，应该也可以坦然让他进来。

人类社会是多元的，这个世界也不是非黑即白的，大原扁理的这本书也许存在争议，但于我而言，那些文字更多是让我思考：**生活是什么，什么不是生活，以及既然觉得有些东西不该属于日常的生活，那完全可以拒绝——我们完全有拒绝的权利。**其实在满足温饱的前提下，那些看似无法拒绝的人、事、物，都是贪念的借口。

那么，你关于减肥的种种困扰，是否也可以通过降低预期来解决呢？还有，你觉得减肥很累、很辛苦，为什么不能换个不累的、不辛苦的方式，或者索性就不减了？为什么不可以呢？

关于"生活是什么"，每个人都会探寻到一个答案。

在此之前，不妨先做做减法，搞明白什么不是生活。比如，减肥里的那些烦忧，我觉得不应该属于生活。

14.4 漫天的星星，你看到了吗

从 2015 年开始写减肥类的分享文章，至今 5 年多了。可以说，所有你对减肥的疑惑，我都已经听过八百遍了，而所有我想要对你说的话，也讲了八百遍了。

其实我更想告诉你的是，减肥这件事，跟年轻时遇到的那些"过不去的坎儿"一样，被时间碾压过后，连痕迹都不会留下。可问题是，不曾走过这一程，又有几个人听得进去？所以，现在我每每看到十几二十岁的女孩子，为了一个体重数字把自己搞得死去活来的时候，就觉得，也许这也是"青春"吧。

2019 年，我去看了金士杰的《演员实验教室》，这是由很多个演员真实的人生经历组成的舞台剧，印象最深的是贺四的故事。

排演前，导演给了贺四两个问题——"我爱什么？""我怕什么？"贺四绞尽脑汁也写不出来，就突然想起临近毕业的一个晚上，跟三个好友一起，半夜爬上了一个未竣工的高架桥，一边喝着酒，回忆大学里发生的那些事，一边畅想着未来。

"贺四，你不是说要做'台湾毕加索'吗？"

同是美术专业，四个人都没有继续当时的梦想。室友放下了画笔，好哥们儿找了个不靠谱的公司当职员，要去当兵的学长，担心

自己以后会秃顶……贺四说，不会的，绝对不会的。

聊得多了，喝得也多了，话越来越少，夜越来越深。其实"未来"已经来了，但在那个夜晚，眼前能看到的，就只是一片漆黑。

贺四突然跳起来，疯了一样地呐喊——"不，不是这样的，我们不会变的，我们就是我们啊！我们不会变的！不管过了多久，我们都会是现在的样子！"

两分钟的独白，填满了全部的空气，整个剧院安静得可怕。我坐在第一排，"贺四"离我不过5米的距离，我就这样看着她背对身后的老友，面对漆黑的夜空，吼出心里的恐惧和不服输。

终于，舞台上只剩下贺四身上的光。她回到当下，继续在写字台前发愁。已经秃了顶的学长"走进"她的房间，问："阿四，当年那些事都怎么样了？"

贺四回答："它们一件一件、一字不差地，发生在了我身上。"

学长即将离去之时，贺四问："等等，学长，你是当年的那个学长，还是？"秃了顶的学长笑着说："阿四，你看到我这一头乌黑茂密的头发了吗？"她说："我看到了。"

青春，就是你知道每天太阳落下后，漆黑的夜空里会有漫天的星星。即便城市里再多光污染，哪怕抬起头都是雾霾和乌云，你依然清楚，这片天空有成千上万颗星星，明天有数不清的可能。

后来呢？日子是从什么时候开始变成一条直线的呢？

全职在家带我儿子的第三年，我经历过一段消极的日子。也没什么特别的原因，就常常觉得没意思了——该有的都有了，不该有的也没想过有，日子没什么可期待的。

状态最差的时候，我每天不想起床，起床后也不知道做什么。中午吃完饭，没什么特别的事就去躺着，然后越躺越难受，又没什么起来的动力，就睡着了。再醒来，通常天已经黑了，想着日子就这样又过了一天，我莫名地在厕所哭，一边用力抽泣，一边思考我到底为什么哭来着？

偶尔站在阳台上看着窗外发呆，低头看看楼下的地面，竟没有任何恐惧。我其实是个特别怕死的人，但当这个念头出现以后，我觉得问题有些严重。跟任何人聊都没用，没有真正体会过的人，终究说不出什么有帮助的话。

后来看了一些相关的资讯，我觉得自己日照时间太少了，家里也的确没有阳光直射，我该像植物一样，每天晒晒太阳。

既然生活没什么期待，就尽量去做自己想做的事情吧。于是当天晚上，我开车横跨了半个厦门，打算去一家商场玩赛车游戏机。晚餐吃的麦当劳，点了一堆以前爱吃的，结果也提不起兴致，觉得特别绝望。

还好那个赛车游戏机挺有趣，我一直玩到商场打烊。后来买了一整套玩赛车游戏的装备，有时间就在家开个车。其实开赛道跟跑步时的状态差不多，你只能思考什么时候加速、什么时候减速之类的事情，其他的都不重要。

之后去了一直想逛逛的杭州和千岛湖，还去广州第一次看了现场的足球赛。出门在外，晚上在酒店无聊，就去健身房流个汗。其实，自从我瘦下来以后再没正经运动过了。回厦门办了张健身卡，有时间就去动一动。关注了本地几乎所有的剧院公众号，但凡有点兴趣的，就去看。跟一群人傻笑、哽咽、感动、鼓掌。

那年夏天还去了趟台湾，完成了想了好几年的自驾环岛，体验也特别好。期间在花莲遇到地震，4.5 级说大也不大，但足以让你在短短几秒钟里回望一下自己的人生——我很庆幸自己没什么遗憾。现阶段想尝试的，多半都尝试过了，实现不了的，也没再当回事儿了。

总的来说，经过几个月的"自救"，我似乎"活"过来了。其实也分不清这些在生活上的各种新尝试，是因为我开始热爱生活了，还是因为转移了注意力。不过，在那段时间里，我慢慢学会认真体验那些情绪，喜也好，悲也好，都是一条直线上的起伏，它们让我把日子过得更生动了。

也因为那段经历，让如今的我才有机会发现风和日丽是什么感觉，我开始享受生活中的一抹阳光、一阵微风，又或是雨后清新的空气。每天我都会认真地感受一下阳光，哪怕只有几秒钟，也像完成了一次光合作用，整个人充满元气。我甚至觉得阳光就是生命最好的馈赠。

这几年我写的文章结尾，往往会出现一些鸡汤味的文字。那些句子从来没有设计过，只是写着写着，差不多要讲完了，就难免感叹——你看我扯这些干吗呢，减肥啊，胖瘦啊，真的没什么大不了的。别为了这些破事儿糟心，等在你前面的有一整个世界呢。

曾经有一个 18 岁的读者留言给我，说自己恢复饮食复胖 30 斤，现在都 110 了，姨妈还不来，想自杀。我说，你才 18 岁，当了一辈子学生，这个世界只被你体验到 1% 而已，现在就走太不值得了。瘦身这种事情，尝试过，成了就成了，没成就没成，过了就过了。有太多东西值得你去亲眼看到、亲手摸到、亲身感受到，如果整天被胖瘦这种事儿缠着，就没机会体验它们了。

在写这本书的过程中，我去看了《心灵奇旅》，电影中的男主人公想成为一名音乐人，家人却希望他好好当一个音乐老师。终于他得到了一个机会，可以和著名的乐团一起演出，他开心地在路上跳起了舞——然后遇到了意外，来到了介于生死之间的地方。在那里，男主人公误打误撞地成为一个"导师"，负责帮助新生的灵魂找到他们的"火花"（Spark），让他们获得性格特点或者兴趣，然后才能获得通往地球的通行证。

电影的后半段，男主人公几经周折，甚至穿越"生死"才得以完成他梦寐以求的一场演出，希望就此开启崭新的人生。正当我以为这是个俗套的故事时，舞台上的灯光熄灭了，男主人公坐地铁到家，一切如常——什么好像都发生过，又好像什么都没有发生。

很多影评人说这部电影很"治愈"，要我说，其实它只是把冰冷的现实温柔地拍在了观众的脸上，让你暂停一下眼前的人生，去思考人为什么活着？

看过一则趣闻：有一次朴树去外地演出，在返程途中，夕阳很美，朴树突然叫司机停车，说自己要看夕阳。其他人问，你一个人怎么回去？朴树说："那不管，以后再说，你先让我看夕阳。"

我很喜欢朴树，所以很多年前就知道有这么一件事，但当时只觉得朴树这人挺不一样的。多年过去，如今再想到朴树当时的所作所为，我突然发现，其实"反常"的是我们。

不知道从什么时候开始，人慢慢失去了自己的 Spark，所有事情都必须要一个目的和结果，结果还必须得符合预期。一个又一个的目标，包括那些梦想，很容易让人们陷入执念，一不小心就忽略了生活原本的意义。同车的一行人无法理解朴树，因为他们都想尽快到达目的地，朴树大概也无法理解其他人，这么美的夕阳，为什么不能停下来多看一会儿？

我们都需要找到自己的 Spark，实际上它可以是面对生活的勇气，或者感到快乐的能力，又或是点亮生活、生命的瞬间——对我来说，这个瞬间发生在某个台风过境的晚上。

前面提到过，我 2019 年才开始跑步，坦白说在此之前我真的不喜欢跑步，即便我家附近有个体育场（就是电影《西虹市首富》里的那个训练场）。

某个晚上，我突然想出去跑步，体育场 10 点关门，到那边已经九点半多了，我二话不说开始跑起来。

跑着跑着，又快进入弯道，每次经过那个照明灯都觉得刺眼，突然，那盏灯毫无预兆地熄灭了——就这样，整片天空一瞬间填满了我的全部视线，台风过境后的云特别美，耳机里刚好是新裤子乐队《生命因你而火热》的间奏……

城市的光污染把星星都藏了起来，但我知道漫天的星星就在那里——在高楼上方，在云层后面，有成千上万颗。

~~~~~~~~~~

虽然这是一本关于减肥的书，但我最想说的是，不要沉迷于减肥。其实生活中有很多有趣的事情，你压根儿不需要让自己处于一个"正在减肥"的状态，认真去生活，寻找那些能够让你充满热情的事情，过好每一天，就够了。

减肥并不意味着把自己从生活中暂时抽离出来，像加入某个特训营一样，拼了命地改变自己，然后逆袭归来。减肥，只是让你更认真地生活，吃精致的、美味的食物，享受运动带来的快乐，仅此而已。

数不清的人跟我说过，"乐天啊，要是早点遇到你就好了，我就不用走那么多弯路了。"事实上，不论往哪个方向走，在当时看来都是在前进的状态，只有回过头来才能知道这是不是"弯路"。即便是一条弯路，要我说，它也是值得走上一程的，不然你也不会下定决心换个方向。

不是我们相遇晚了，其实这场相遇来得刚刚好。并非我的文字多么有道理，而是你自己想明白了，于是我无须拼出一个"捷克斯洛伐克"就可以敲开你的大门。

一切都会好的。又或者有一天，那些让你烦恼、难过的事情将变得不再重要。

陆涵曾经问我，他出生之前在哪里。

认真想来，才发现我们的遇见有多么不易。

就像你抬头看一眼夜空，目光刚好停留在某一颗星星上——看似平常，但也许换一个时间和地点，它就不在那儿了。

而那颗星星的光，在宇宙中独自前行了不知多久，才终于穿过地球的大气层，恰好映在你的视网膜上。

当我想到这些，就会对每一次相遇充满感激。

谢谢你。